Sara Wells

Méthodes de Guérison Arcturiennes
Un Voyage à Travers la Guérison
Multidimensionnelle

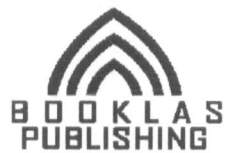

Titre Original : Arcturian Healing Methods

Copyright © 2024, publié par Luiz Antonio dos Santos ME.

Ce livre est une œuvre de non-fiction qui explore les pratiques et les concepts dans le domaine de la guérison multidimensionnelle et énergétique. À travers une approche globale, l'auteure offre des outils pratiques pour comprendre les principes arcturiens, promouvoir l'équilibre énergétique et accéder à des fréquences supérieures de guérison et de transformation.

1ère Édition
Équipe de Production :
Auteure : Sara Wells
Éditeur : Luiz Santos
Révision : Jessica Santos
Couverture : Studios Booklas / Eva Mills
Mise en page : Bento Amaral
Traduction : Susi Lepard

Publication et Identification
Méthodes de Guérison Arcturiennes
Éditeur : Booklas, 2025
Catégories : Psychologie / Spiritualité / Guérison Énergétique
DDC : 158.1 - **CDU :** 615.851
Tous droits réservés à :

Luiz Antonio dos Santos ME / Booklas
Aucune partie de ce livre ne peut être reproduite, stockée dans un système de récupération ou transmise par quelque moyen que ce soit - électronique, mécanique, photocopie, enregistrement ou autre - sans [1]l'autorisation préalable [2] et expresse du détenteur des droits d'auteur.

Table des Matières

Prologue 5
Chapitre 1 Les Arcturiens et la Guérison 8
Chapitre 2 Anatomie Énergétique 12
Chapitre 3 Préparation à la Guérison 17
Chapitre 4 La Guérison Multidimensionnelle 22
Chapitre 5 La Chirurgie Énergétique 27
Chapitre 6 Cristaux Arcturiens 32
Chapitre 7 Symboles Arcturiens 37
Chapitre 8 Méditation Arcturienne 41
Chapitre 9 Respiration Consciente 45
Chapitre 10 Les Sons Guérisseurs 49
Chapitre 11 Chromathérapie Arcturienne 53
Chapitre 12 Activation de l'ADN 57
Chapitre 13 Guérison du passé 61
Chapitre 14 La Guérison du Présent 65
Chapitre 15 La Guérison du Futur 69
Chapitre 16 Guérison du Corps Physique 73
Chapitre 17 Guérison Émotionnelle 77
Chapitre 18 Guérison Mentale 81
Chapitre 19 Guérison Spirituelle 85
Chapitre 20 Guérison de l'Âme 89
Chapitre 21 Guérison de la Planète 93
Chapitre 22 La Guérison à Distance 97
Chapitre 23 Technologie Arcturienne 101
Chapitre 24 Saut Quantique 105

Chapitre 25 Voyage Astral 109
Chapitre 26 Communication Arcturienne 113
Chapitre 27 Guérison avec les Maîtres 117
Chapitre 28 Guérison avec les Anges 121
Chapitre 29 Guérison avec les Animaux 125
Chapitre 30 Guérison par les Plantes 129
Chapitre 31 Guérison pour les Enfants 133
Chapitre 32 Guérison pour les Couples 137
Chapitre 33 Guérison pour la Famille 141
Chapter 34 Healing for Animals 145
Chapter 35 Healing for the Environment 149
Chapitre 36 Guérison pour les Entreprises 152
Chapitre 37 Guérison et Ascension Planétaire 156
Chapitre 38 Éveil de la Conscience 160
Chapitre 39 But de l'Âme 163
Chapitre 40 Intuition et Guide Intérieur 167
Chapitre 41 Autoguérison et Connaissance de Soi 171
Chapitre 42 Pardon et Compassion 175
Chapitre 43 Gratitude et Abondance 179
Chapitre 44 Manifestation et Co-création 183
Chapitre 45 Exercices Énergétiques 187
Chapitre 46 Mantras et Affirmations 191
Chapitre 47 Visualisations Créatives 195
Chapitre 48 Rituels Arcturiens 199
Chapitre 49 Cartes Arcturiennes 204
Chapitre 50 L'éthique dans la guérison 208
Chapitre 51 La guérison et le processus d'Ascension 212

Chapitre 52 Communauté Arcturienne 216
Chapitre 53 Prochaines étapes dans la guérison arcturienne 220
Chapitre 54 Les Maîtres Arcturiens 224
Chapitre 55 L'avenir de la guérison 228
Épilogue 232

Prologue

Vous êtes sur le point d'entrer dans un univers qui résonne au-delà de la logique et du tangible. Les mots qui suivent dans ce livre ne sont pas seulement des informations, mais des clés vibrationnelles pour éveiller quelque chose de profond en vous - quelque chose qui existe déjà, mais qui reste endormi. Ce livre, avec ses pages imprégnées d'énergies subtiles, n'est pas arrivé jusqu'à vous par hasard. Il y a un but caché dans votre choix de le tenir maintenant, peut-être un appel de votre propre être supérieur, qui reconnaît la vérité dans chaque mot avant même qu'ils ne soient lus.

À l'intérieur de ces pages se trouve une technologie ancestrale, une connaissance qui transcende les époques et les dimensions. Ici, les Arcturiens, maîtres de la guérison multidimensionnelle, partagent leurs outils pour que vous puissiez accéder à un niveau d'équilibre et d'harmonie rarement trouvé dans l'expérience terrestre. Chaque méthode, chaque technique décrite n'est pas seulement une pratique de guérison, mais une invitation à vous aligner sur les fréquences les plus élevées d'amour, de lumière et d'expansion.

Les Arcturiens, êtres d'une sagesse inégalée, ne sont pas séparés de vous ; ils sont le reflet de votre propre essence divine. La guérison qu'ils offrent n'est pas quelque chose d'extérieur, mais un catalyseur pour que vous réveilliez le guérisseur en vous. Dans les pages suivantes, vous trouverez non seulement des méthodes, mais des portails - des outils pour accéder à des dimensions où l'impossible se dissout et où la vraie guérison se produit. Imaginez-vous en train de naviguer entre les couches de votre propre être, nettoyant les blocages, guérissant les vieilles blessures, éveillant les potentiels endormis et expérimentant une transformation qui résonne à tous les niveaux de votre existence.

Ce qui est ici est pour vous, exclusivement pour vous, car ce qui doit être éveillé est unique et personnel. Chaque ligne que vous lirez activera quelque chose de différent dans votre voyage. Ce livre n'est pas un manuel ; c'est une expérience, une reconnexion avec l'énergie universelle qui soutient tout. Les pratiques décrites ici transcendent les limites de l'esprit rationnel et vous connectent à une intelligence cosmique qui sait déjà ce dont vous avez besoin.

Laissez-vous plonger. Ouvrez-vous pour recevoir. La connaissance arcturienne à laquelle vous êtes sur le point d'accéder a le pouvoir de transformer non seulement votre vie, mais aussi le monde qui vous entoure. Parce que, lorsque vous élevez votre fréquence, vous devenez une lumière qui illumine tout ce qu'elle touche. C'est l'appel qui vous a amené ici. C'est le moment de répondre.

Att. Luiz Santos
Éditeur

Chapitre 1
Les Arcturiens et la Guérison

L'univers de la guérison arcturienne se révèle comme une dimension de possibilités extraordinaires, conduisant à une expérience transformatrice qui transcende les limitations de l'existence terrestre. Basée sur des principes élevés d'amour inconditionnel, d'équilibre énergétique et d'expansion de la conscience, cette pratique nous connecte à une civilisation d'êtres hautement évolués, les Arcturiens. Habitants d'une fréquence vibratoire supérieure, ils utilisent leur sagesse millénaire pour aider l'humanité dans son processus d'ascension, en promouvant l'harmonisation des corps physique, émotionnel, mental et spirituel. Cette interaction n'est pas seulement un échange de connaissances, mais un voyage d'intégration et de reconnexion avec l'essence divine qui réside en chaque être humain.

Les Arcturiens sont décrits comme des entités de lumière, dont l'apparence physique symbolise leur connexion directe avec le cosmos : grands, à la peau bleutée et aux yeux profonds qui reflètent leur sagesse infinie. Cependant, c'est leur présence énergétique et télépathique qui a le plus d'impact, leur permettant de communiquer directement avec les champs subtils des individus. Dans leurs pratiques de guérison, ils utilisent des technologies avancées qui fonctionnent avec la manipulation des fréquences et de l'énergie, restaurant l'équilibre naturel de l'être et éliminant les blocages qui compromettent le flux vital. Ces processus non seulement soulagent les symptômes physiques, mais favorisent également une transformation intérieure, permettant l'accès à des dimensions plus élevées de la conscience.

L'essence de la guérison arcturienne est enracinée dans une compréhension profonde de la multidimensionnalité de l'être humain. En reconnaissant que les maladies et les déséquilibres ont leur origine dans les corps énergétiques avant de se manifester physiquement, les Arcturiens nous enseignent l'importance de regarder au-delà du visible. Grâce à des techniques qui élèvent la vibration et reprogramment les schémas limitants, ils créent une base solide pour la guérison intégrale. Dans ce processus, l'amour inconditionnel émerge comme un élément central, non seulement comme un catalyseur de transformation, mais aussi comme une invitation à chacun à découvrir sa propre lumière intérieure et à potentialiser son chemin évolutif.

Cette pratique est plus qu'une approche de guérison ; c'est une philosophie de vie qui élargit la perception de la réalité et éveille un profond sentiment de but. En travaillant en harmonie avec les Arcturiens, les individus expérimentent non seulement la libération des traumatismes et des croyances négatives, mais aussi la reconnexion avec leur essence la plus élevée. Ce mouvement génère des bénéfices qui vont de la guérison physique et émotionnelle à la croissance spirituelle, favorisant une intégration complète entre l'esprit, le corps et l'âme. C'est un appel à l'humanité pour qu'elle s'aligne sur les fréquences les plus élevées de lumière et d'amour, parcourant ainsi le chemin de sa véritable évolution.

Habitants de l'étoile Arcturus, dans la constellation du Bouvier, les Arcturiens sont une civilisation évoluée qui vibre dans une dimension supérieure à la nôtre. Leur histoire remonte à des millions d'années, et leur sagesse s'est accumulée à travers d'innombrables ères d'apprentissage et d'évolution spirituelle. Ce sont des êtres de pure lumière et d'amour inconditionnel, dédiés à aider l'humanité sur son chemin d'ascension.

Les Arcturiens se présentent comme des êtres grands et élancés, à la peau bleutée et aux grands yeux en amande qui émanent une profonde sagesse. Leur communication transcende le langage verbal, transmettant des messages par télépathie, à travers des images, des sentiments et des idées. Ils maîtrisent des technologies avancées qui utilisent l'énergie et la vibration pour la guérison, le transport et la communication interdimensionnelle.

Leurs vaisseaux spatiaux, véritables œuvres d'art de l'ingénierie cosmique, sont capables de traverser des portails dimensionnels et de manipuler l'espace-temps.

La philosophie de guérison arcturienne repose sur le principe que nous sommes des êtres multidimensionnels, composés d'un corps, d'un esprit et d'une âme, et que la maladie se manifeste d'abord dans les corps subtils avant de se matérialiser dans le corps physique. Grâce à la manipulation de l'énergie, les Arcturiens agissent sur les champs énergétiques subtils, enlevant les blocages, réparant les traumatismes et restaurant l'équilibre naturel de l'être.

La guérison arcturienne est intrinsèquement liée à l'ascension spirituelle, un processus d'élévation de la conscience qui nous conduit à l'union avec le Divin. En équilibrant nos corps énergétiques et en libérant les schémas limitants, la guérison arcturienne nous propulse dans ce voyage évolutif, en éveillant notre potentiel latent et en élargissant notre conscience.

Principes de base de la guérison arcturienne :

Énergie : La guérison arcturienne reconnaît l'énergie comme le fondement de toute vie et utilise des techniques pour manipuler et diriger cette énergie afin de promouvoir la guérison et le bien-être.

Vibration : Chaque être et chaque objet possède une fréquence vibratoire unique. La guérison arcturienne cherche à élever la vibration de l'individu, en l'harmonisant avec des fréquences plus élevées d'amour et de lumière.

Conscience : La guérison arcturienne souligne l'importance de la conscience dans le processus de guérison. En prenant conscience de nos schémas limitants et de nos croyances négatives, nous pouvons les transformer et créer une réalité plus saine et plus heureuse.

Multidimensionnalité : La guérison arcturienne agit à tous les niveaux de l'être : physique, émotionnel, mental et spirituel. Cette approche holistique vise la guérison intégrale de l'individu.

Amour inconditionnel : L'amour inconditionnel est le fondement de la guérison arcturienne. Les Arcturiens émanent un amour inconditionnel dans toutes leurs actions, créant un environnement de guérison et de compassion.

Bienfaits de la guérison arcturienne :

Guérison physique : Soulage les douleurs, accélère la guérison des maladies, renforce le système immunitaire et favorise le rajeunissement.

Guérison émotionnelle : Libère les traumatismes, les peurs, l'anxiété, la dépression et autres déséquilibres émotionnels, favorisant la paix intérieure et le bien-être émotionnel.

Guérison mentale : Augmente la clarté mentale, la concentration, la créativité. Aide à surmonter les schémas de pensée négatifs et les croyances limitantes.

Guérison spirituelle : Éveille la conscience, renforce la connexion avec le Soi Supérieur, accélère le processus d'ascension et favorise la croissance spirituelle.

Expansion de la conscience : Élargit la perception de la réalité, augmente l'intuition et ouvre la voie au développement des capacités psychiques.

Harmonie et équilibre : Favorise l'équilibre énergétique à tous les niveaux, rétablissant l'harmonie entre le corps, l'esprit et l'âme.

Connaissance de soi : Facilite le processus de connaissance de soi, en aidant à identifier les schémas limitants et à développer le potentiel intérieur.

Connexion avec les Arcturiens : Renforce la connexion avec les Arcturiens et leurs enseignements, ouvrant la voie à l'orientation et à l'assistance dans votre voyage évolutif.

Ainsi, la guérison arcturienne se révèle comme un chemin profond de transformation et de reconnexion, où l'harmonisation entre le corps, l'esprit et l'âme conduit à l'éveil de notre véritable essence. Cette pratique transcende les techniques, offrant une expérience d'élévation et d'expansion, guidée par la sagesse d'êtres dédiés à aider l'humanité dans son voyage évolutif.

Chapitre 2
Anatomie Énergétique

L'anatomie énergétique de l'être humain est un système complexe et interconnecté qui soutient notre existence à de multiples niveaux, fournissant la base de la santé, du bien-être et de l'évolution spirituelle. Composée de corps subtils, de chakras et de méridiens, cette structure n'est pas seulement le reflet du corps physique, mais la matrice qui influence directement nos expériences émotionnelles, mentales et spirituelles. Comprendre cette anatomie est fondamental pour accéder à des méthodes de guérison, telles que l'approche arcturienne, qui travaille précisément avec ces champs énergétiques pour promouvoir l'équilibre et l'harmonisation intégrale.

Les corps subtils, qui vont au-delà du plan physique, constituent différentes dimensions de notre existence. Le corps éthérique, le plus proche du physique, est responsable du maintien de la vitalité et forme un moule énergétique qui reflète et influence l'état de santé. Le corps émotionnel, quant à lui, garde nos émotions et nos schémas sentimentaux, étant la clé pour comprendre les origines des blocages émotionnels. Le corps mental organise les pensées et les croyances qui façonnent la perception de la réalité, tandis que le corps spirituel nous connecte au divin et à l'essence la plus élevée, permettant des intuitions et l'expansion de la conscience. Chacune de ces couches énergétiques joue un rôle essentiel dans l'harmonie globale de l'être.

Les chakras, centres d'énergie situés le long du corps, fonctionnent comme des portails de transformation et de distribution de l'énergie vitale. Chacun des sept chakras principaux est associé à des aspects spécifiques de notre existence, depuis les besoins les plus fondamentaux, tels que la sécurité et la survie, jusqu'aux dimensions les plus élevées, comme la spiritualité et l'illumination. L'équilibre de chaque chakra est essentiel au bon fonctionnement des organes, des glandes et des systèmes, en plus de se refléter directement dans nos états émotionnels et mentaux. Un chakra déséquilibré peut limiter le flux d'énergie, affectant la santé physique et le développement personnel.

De plus, les méridiens énergétiques agissent comme des canaux qui relient différentes parties du système, permettant à l'énergie vitale de circuler dans tout le corps. Lorsqu'il y a des blocages ou des interruptions sur ces chemins, des symptômes apparaissent, allant de la fatigue et des maladies physiques à l'instabilité émotionnelle et à la déconnexion spirituelle. La restauration de ce flux énergétique est essentielle pour retrouver l'équilibre, et des pratiques comme la guérison arcturienne agissent directement sur la suppression des blocages, en utilisant des fréquences et des vibrations élevées pour rétablir l'harmonie entre le corps, l'esprit et l'âme.

Cette compréhension de l'anatomie énergétique ouvre des voies vers une nouvelle perception de la santé et du bien-être, nous invitant à explorer les dimensions les plus profondes de l'être. En reconnaissant l'interdépendance entre nos couches énergétiques et les manifestations physiques, nous pouvons aborder les déséquilibres de manière holistique, favorisant une transformation qui va au-delà de la guérison physique et atteint l'essence de notre être.

Tout comme nous possédons un corps physique avec des organes, des os et des tissus, nous avons aussi un corps énergétique composé de différentes couches et structures subtiles. Ces couches, connues sous le nom de corps subtils, interagissent entre elles et avec le corps physique, influençant notre santé et notre bien-être de manière profonde.

Corps Subtils:
Corps Éthérique: C'est la couche la plus proche du corps physique, une sorte de "moule énergétique" qui soutient la vitalité et la santé du corps physique.

Corps Émotionnel: Il abrite nos émotions, sentiments et schémas émotionnels. Les déséquilibres dans ce corps peuvent se manifester par l'anxiété, la peur, la colère ou la tristesse.

Corps Mental: C'est le foyer de nos pensées, croyances et schémas mentaux. Les pensées négatives et les croyances limitantes peuvent générer des blocages énergétiques et affecter notre santé.

Corps Spirituel: Il nous connecte à notre essence divine, notre Soi Supérieur et le plan spirituel. À travers ce corps, nous accédons à l'intuition, la sagesse intérieure et la connexion au Divin.

Chakras:
Les chakras sont des vortex d'énergie qui captent, transforment et distribuent l'énergie vitale (prana) dans le corps. Ce sont comme des "roues" qui tournent à différentes vitesses et directions, influençant le fonctionnement des organes, des glandes et des systèmes du corps physique. Il existe sept chakras principaux situés le long de la colonne vertébrale, chacun avec une couleur, une fonction et une vibration spécifique:

Chakra Racine (Muladhara): Situé à la base de la colonne vertébrale, lié à la sécurité, la survie et la connexion à la Terre.

1. Chakra Sacré (Svadhisthana): Situé dans le bas-ventre, lié à la créativité, la sexualité, les émotions et le plaisir.

2. Chakra du Plexus Solaire (Manipura): Situé dans la région de l'estomac, lié au pouvoir personnel, à l'estime de soi, à la volonté et à l'identité.

3. Chakra du Cœur (Anahata): Situé au centre de la poitrine, lié à l'amour, la compassion, le pardon et la connexion aux autres.

4. Chakra de la Gorge (Vishuddha): Situé dans la gorge, lié à la communication, l'expression et la créativité.

5. Chakra du Troisième Œil (Ajna): Situé entre les sourcils, lié à l'intuition, la sagesse, la vision intérieure et la perception.

6. Chakra Couronne (Sahasrara): Situé au sommet de la tête, lié à la spiritualité, la connexion au Divin et l'illumination.

Méridiens:

Les méridiens sont des canaux énergétiques qui parcourent tout le corps, conduisant l'énergie vitale et reliant les organes et les systèmes entre eux. L'acupuncture et d'autres techniques de médecine traditionnelle chinoise travaillent avec les méridiens pour restaurer le flux d'énergie et favoriser la guérison.

Déséquilibres Énergétiques:

Lorsque le flux d'énergie est bloqué ou déséquilibré, des problèmes physiques, émotionnels et spirituels peuvent survenir. Les traumatismes, les émotions négatives, les pensées limitantes et les expériences difficiles peuvent générer des blocages énergétiques qui affectent la santé et le bien-être. La guérison arcturienne agit sur ces blocages, les éliminant et restaurant le flux naturel de l'énergie vitale.

Comment identifier les déséquilibres énergétiques:

Maladies et symptômes physiques: Douleurs, fatigue, insomnie, problèmes digestifs, allergies et autres problèmes de santé peuvent indiquer des déséquilibres énergétiques.

Déséquilibres émotionnels: Anxiété, dépression, peur, colère, irritabilité et autres états émotionnels négatifs peuvent être des signes de blocages dans le corps émotionnel.

Schémas mentaux négatifs: Pensées obsessionnelles, croyances limitantes, difficulté de concentration et manque de clarté mentale peuvent indiquer des déséquilibres dans le corps mental.

Déconnexion spirituelle: Sentiment de vide existentiel, manque de but, difficulté de connexion au Divin et perte de foi peuvent indiquer des blocages dans le corps spirituel.

Reconnaître et travailler avec l'anatomie énergétique n'est pas seulement un outil pour la guérison, mais une invitation à un voyage de découverte de soi et de transformation profonde. Au fur et à mesure que nous plongeons dans ces aspects subtils de notre existence, nous sommes appelés à intégrer le corps, l'esprit et l'âme dans un mouvement harmonieux qui résonne avec le but le plus élevé de notre âme. C'est dans cet alignement que nous trouvons non seulement la santé, mais aussi l'épanouissement et la connexion au tout, permettant à notre énergie de circuler librement comme un reflet de l'équilibre universel.

Chapitre 3
Préparation à la Guérison

Se préparer à la guérison est un acte de profonde intention et d'alignement, où chaque élément du corps, de l'esprit et de l'âme est ajusté pour recevoir les fréquences transformatrices que les Arcturiens offrent. Ce processus commence par la création d'un espace sacré qui fonctionne comme un refuge énergétique. Plus qu'un lieu physique, cet environnement doit vibrer en harmonie avec votre intention de guérison, favorisant la tranquillité et la réceptivité. Pour cela, il est essentiel de purifier l'espace, tant physiquement qu'énergétiquement, en utilisant des pratiques telles que l'organisation de l'environnement, l'utilisation d'encens ou de cristaux, et la visualisation d'énergies de lumière remplissant le lieu. Cette préparation initiale symbolise l'ouverture d'un portail vers une connexion plus profonde avec les énergies arcturiennes.

Le contact avec les Arcturiens exige un état de présence et de gratitude. Cette connexion ne se limite pas aux mots ou aux rituels, mais implique l'harmonisation du cœur avec des fréquences d'amour et de compassion. Une façon efficace de les invoquer est de combiner des mots avec des visualisations, en imaginant un champ lumineux qui s'étend autour de vous et se connecte à des dimensions supérieures. Cette interaction est profondément renforcée lorsqu'elle est ancrée dans des intentions claires, exprimées par le biais d'affirmations ou de mantras. Imaginez un flux d'énergie descendant du cosmos, vous remplissant de lumière tandis que les Arcturiens émanent sagesse et guérison directement dans votre champ énergétique. Ce moment d'ouverture est aussi l'occasion de cultiver des sentiments d'humilité et de respect, essentiels pour interagir avec ces êtres élevés.

La protection énergétique est un autre élément indispensable de la préparation. Visualiser des racines fermes vous reliant à la Terre crée un sentiment de stabilité, tandis qu'imaginer un bouclier de lumière autour du corps établit une barrière contre les influences extérieures indésirables. Ces pratiques simples, combinées à l'invocation de guides spirituels, non seulement garantissent la sécurité énergétique, mais renforcent également le sentiment d'être enveloppé par une énergie aimante et protectrice. Ce bouclier de lumière, constamment renouvelé par votre intention et votre connexion avec les Arcturiens, est un outil puissant pour maintenir la clarté et la concentration pendant le processus de guérison.

Grâce à la combinaison de la respiration consciente, de la visualisation créative et de la définition des intentions, l'individu s'harmonise plus profondément avec l'énergie arcturienne. La respiration agit comme un canal qui harmonise le corps physique avec les corps subtils, tandis que la visualisation dirige le flux d'énergie vers les zones qui nécessitent une attention particulière. Imaginez l'énergie curative entrant dans votre corps comme une lumière dorée, circulant dans chaque cellule, dissolvant les blocages et restaurant l'équilibre. De plus, des pratiques telles que la méditation, la musique relaxante, l'aromathérapie et l'utilisation de cristaux peuvent amplifier encore davantage votre réceptivité, créant un environnement de total alignement pour la guérison.

Ce processus de préparation n'est pas seulement une étape initiale, mais un chemin qui renforce le lien avec les énergies supérieures et crée une base solide pour des résultats durables. En adoptant ces pratiques avec constance et dévouement, vous transformez l'acte de guérison en un voyage riche de connaissance de soi et d'ascension spirituelle, élargissant votre capacité à intégrer les hautes fréquences de la guérison arcturienne.

Créer un Espace Sacré:

La première étape pour se préparer à la guérison arcturienne est de créer un espace sacré, un sanctuaire de paix et de tranquillité où vous pouvez vous connecter à l'énergie curative. Cet espace peut être une pièce de votre maison, un coin spécial dans votre chambre, ou même un endroit dans la nature qui vous apporte paix et sérénité.

Purifier l'Environnement:

Nettoyage physique: Commencez par nettoyer l'espace physique, en enlevant tout objet qui cause distraction ou dysharmonie. Aspirez, dépoussiérez et organisez l'environnement pour créer une atmosphère d'ordre et de propreté.

Purification énergétique: Utilisez des techniques de purification énergétique pour nettoyer l'espace des énergies denses et stagnantes. Vous pouvez utiliser de l'encens, des fumigations, des sprays d'herbes, des cristaux ou du son pour purifier l'environnement.

Définition de l'Intention: Définissez l'intention de créer un espace sacré pour la guérison et la connexion avec les Arcturiens. Visualisez l'espace rempli de lumière, d'amour et d'énergies curatives.

Invoquer les Arcturiens:

Après avoir préparé l'espace physique, il est temps d'invoquer la présence des Arcturiens et de demander leur assistance dans le processus de guérison. Faites-le avec révérence et gratitude, en reconnaissant leur sagesse et leur amour inconditionnel.

Connexion avec le cœur: Connectez-vous avec votre cœur, le centre de l'amour et de la compassion, et émettez des sentiments de gratitude et de réceptivité envers les Arcturiens.

Verbalisation: Utilisez des mots pour invoquer les Arcturiens, exprimant votre désir de recevoir leur guérison et leurs conseils. Vous pouvez utiliser une prière, un mantra ou simplement dire à voix haute ou mentalement: "Bien-aimés Arcturiens, je demande humblement votre présence et votre assistance en ce moment de guérison."

Visualisation: Visualisez un portail de lumière s'ouvrant dans votre espace sacré et les Arcturiens entrant en contact avec vous, vous enveloppant de leur énergie aimante et curative.

Protection Énergétique:

Avant de commencer toute pratique de guérison, il est essentiel de protéger votre champ énergétique des influences négatives et des énergies denses.

Ancrage: Imaginez des racines sortant de vos pieds et pénétrant profondément dans la Terre, vous connectant à l'énergie vitale de la planète et vous apportant stabilité et sécurité.

Bouclier de lumière: Visualisez un bouclier de lumière blanche ou dorée enveloppant tout votre corps, vous protégeant de toute énergie négative ou interférence.

Invocation de protection: Invoquez la protection des Arcturiens, des anges ou des guides spirituels, en leur demandant de vous aider à maintenir votre champ énergétique protégé pendant la pratique de guérison.

Intention, Visualisation et Respiration:

L'intention, la visualisation et la respiration consciente sont des outils puissants qui amplifient le pouvoir de la guérison arcturienne.

Intention claire: Définissez clairement votre intention pour la guérison, qu'elle soit physique, émotionnelle, mentale ou spirituelle. Plus votre intention est claire et spécifique, plus la guérison sera puissante.

Visualisation créative: Utilisez la visualisation pour diriger l'énergie curative vers des zones spécifiques de votre corps ou vers des situations qui nécessitent une guérison. Imaginez l'énergie arcturienne circulant à travers vous, éliminant les blocages et restaurant l'équilibre.

Respiration consciente: La respiration est le pont entre le corps physique et le corps énergétique. Respirez profondément et consciemment, permettant à l'énergie curative de pénétrer chaque cellule de votre être.

Autres pratiques de préparation:
Méditation: La méditation calme l'esprit, harmonise les émotions et élève la vibration, créant un état réceptif à la guérison arcturienne.

Musique relaxante: Écouter de la musique douce et harmonieuse aide à créer une atmosphère relaxante et propice à la guérison.

Aromathérapie: Utiliser des huiles essentielles aux propriétés calmantes et purifiantes peut aider à la préparation à la guérison.

Cristaux: Utiliser des cristaux qui amplifient l'énergie curative, comme le quartz rose, l'améthyste et la sélénite, peut potentialiser les effets de la guérison arcturienne.

La préparation à la guérison est, en essence, une pratique d'alignement intérieur qui transcende les étapes physiques et énergétiques décrites. Il s'agit d'un acte d'abandon et de confiance dans le processus, une ouverture authentique pour recevoir les énergies de transformation et d'équilibre. En vous consacrant à ces préparatifs avec intention et présence, vous ne faites pas que poser les bases de la guérison, mais vous réaffirmez également l'engagement envers vous-même et votre cheminement spirituel. Dans cet espace sacré créé à l'intérieur et à l'extérieur de vous, la connexion avec les Arcturiens devient un échange vibrant de lumière et d'amour, reflétant le pouvoir de l'alignement entre l'humain et le divin.

Chapitre 4
La Guérison Multidimensionnelle

La guérison multidimensionnelle transcende les limites conventionnelles de la guérison, atteignant les différentes couches qui constituent l'être humain. Ce processus englobe les dimensions physiques, émotionnelles, mentales et spirituelles, favorisant un équilibre profond et complet. Imaginez chaque aspect de votre être comme faisant partie d'un réseau interconnecté : en prenant soin d'un point spécifique, l'impact se répercute sur toute la structure, restaurant l'harmonie. Grâce à l'énergie élevée des Arcturiens, maîtres dans la manipulation des fréquences vibratoires, il est possible de rééquilibrer chacune de ces dimensions, apportant soulagement et bien-être à de multiples niveaux. Cette approche holistique ne traite pas seulement les symptômes, mais élimine également les blocages à leur origine énergétique, favorisant une transformation durable.

Sur le plan physique, la guérison multidimensionnelle agit sur la régénération cellulaire, l'élimination des toxines et le renforcement du système immunitaire. Cependant, son action ne se limite pas au corps matériel. Sur le plan émotionnel, l'énergie arcturienne libère les traumatismes et les schémas négatifs, restaurant la paix intérieure et permettant aux sentiments d'amour et de compassion de circuler librement. Sur le plan mental, les croyances limitantes et les pensées autodestructrices sont dissoutes, créant un espace pour un état de clarté, de positivité et de concentration. Au niveau spirituel, cette guérison facilite la connexion avec le Soi Supérieur, favorisant l'éveil de votre essence divine et vous alignant avec votre mission de vie.

L'application de cette technique implique des pratiques simples mais profondément efficaces qui harmonisent le mental, le corps et l'esprit. En vous connectant à l'énergie arcturienne, un flux de lumière curative est dirigé vers les zones qui en ont besoin, que ce soit par l'imposition des mains, la visualisation créative ou l'utilisation de cristaux et de symboles. Ce processus est amplifié par une intention claire et par l'harmonisation avec les hautes fréquences des Arcturiens, qui guident et potentialisent chaque étape de la guérison. De plus, la pratique continue génère non seulement des bénéfices immédiats, mais stimule également la connaissance de soi et l'évolution spirituelle, vous permettant de mieux comprendre vos propres schémas et défis.

Cette approche multidimensionnelle est plus qu'une méthode de guérison : c'est un voyage de transformation et de croissance qui redéfinit la façon dont vous percevez votre santé et votre bien-être. En intégrant l'énergie arcturienne dans votre vie, vous ne guérissez pas seulement les déséquilibres existants, mais vous renforcez également votre connexion avec la conscience universelle, augmentant votre capacité à vivre en harmonie avec vous-même et avec le monde qui vous entoure. C'est une invitation à élargir votre vision de la guérison et à vous aligner sur votre potentiel le plus élevé.

La Guérison Multidimensionnelle Arcturienne est une technique avancée qui agit sur les différents niveaux de l'être, favorisant l'équilibre et l'harmonisation dans toutes les dimensions. Imaginez un tissu vibrant et interconnecté, où chaque fil représente une dimension de votre existence. Lorsqu'un fil est déséquilibré, tout le tissu est affecté. La Guérison Multidimensionnelle vise à restaurer l'harmonie dans ce tissu, apportant équilibre et bien-être à tous les domaines de votre vie.

Niveaux d'action de la Guérison Multidimensionnelle :

Guérison Physique: Au niveau physique, la Guérison Multidimensionnelle Arcturienne agit directement sur la structure cellulaire du corps, favorisant la régénération des tissus, le renforcement du système immunitaire et la libération des toxines. Les maladies et les déséquilibres physiques sont traités à la racine, en tenant compte des causes énergétiques sous-jacentes.

Guérison Émotionnelle: Au niveau émotionnel, la Guérison Multidimensionnelle se concentre sur la libération des traumatismes, des peurs, de l'anxiété, de la colère et d'autres schémas émotionnels limitants. Grâce à l'énergie arcturienne, les émotions bloquées sont libérées et guéries, apportant soulagement, paix intérieure et équilibre émotionnel.

Guérison Mentale: Au niveau mental, la Guérison Multidimensionnelle agit sur la reprogrammation des croyances limitantes, des schémas de pensée négatifs et des conditionnements mentaux qui entravent votre croissance et votre développement. L'esprit est libéré des schémas de manque, de peur et d'auto-sabotage, ouvrant la voie à l'abondance, à la prospérité et à l'épanouissement personnel.

Guérison Spirituelle: Au niveau spirituel, la Guérison Multidimensionnelle favorise la connexion avec le Soi Supérieur, l'éveil de la conscience et l'expansion de votre essence divine. Les blocages qui entravent votre croissance spirituelle sont supprimés, vous permettant de vous connecter à votre mission de vie et d'exprimer votre plein potentiel.

Comment appliquer la Guérison Multidimensionnelle :

L'application de la Guérison Multidimensionnelle Arcturienne implique la combinaison de différentes techniques, telles que l'imposition des mains, la visualisation, l'utilisation de cristaux et de symboles arcturiens, la canalisation d'énergie et la communication télépathique avec les Arcturiens.

Étape par étape pour l'application de la Guérison Multidimensionnelle :

1. Préparation: Préparez l'environnement et vous-même en suivant les étapes décrites dans le chapitre précédent (Chapitre 3 : Préparation à la Guérison).

2. Intention: Définissez clairement votre intention pour la guérison, en spécifiant les niveaux (physique, émotionnel, mental et/ou spirituel) sur lesquels vous souhaitez agir.

3. Invocation: Invoquez la présence des Arcturiens et demandez leur assistance dans l'application de la Guérison Multidimensionnelle.

4. Connexion: Connectez-vous à l'énergie arcturienne, en visualisant un flux de lumière aimante et curative vous enveloppant, vous et la personne qui va recevoir la guérison (le cas échéant).

5. Techniques: Utilisez les techniques que vous vous sentez le plus guidé à appliquer, telles que :

Imposition des mains: Placez vos mains sur la personne (ou sur vous-même) et visualisez l'énergie arcturienne circulant à travers vos mains, la dirigeant vers les zones qui nécessitent une guérison.

Visualisation: Visualisez l'énergie arcturienne agissant sur les différents niveaux de l'être, supprimant les blocages, guérissant les blessures et restaurant l'équilibre.

Cristaux: Utilisez des cristaux arcturiens pour amplifier l'énergie curative et la diriger vers des zones spécifiques.

Symboles: Dessinez ou visualisez des symboles arcturiens pour activer les codes de guérison et élever la vibration.

Canalization: Canalisez l'énergie arcturienne à travers votre corps, lui permettant de circuler librement et d'agir là où cela est nécessaire.

Communication télépathique: Communiquez par télépathie avec les Arcturiens, en demandant des conseils et de l'aide pendant le processus de guérison.

6. Remerciements: Remerciez les Arcturiens pour leur présence et leur assistance dans la guérison.

7. Intégration: Après l'application de la Guérison Multidimensionnelle, prenez le temps d'intégrer l'énergie curative, en vous relaxant et en observant les sensations et les changements qui se produisent dans votre corps et votre esprit.

Avantages de la Guérison Multidimensionnelle :

Guérison profonde et complète: Agit à tous les niveaux de l'être, favorisant la guérison physique, émotionnelle, mentale et spirituelle.

Équilibre et harmonisation: Restaure l'équilibre énergétique dans toutes les dimensions, apportant l'harmonie dans votre vie.

Libération des blocages: Supprime les blocages énergétiques qui entravent votre croissance et votre développement.

Expansion de la conscience: Élève votre vibration et élargit votre conscience, ouvrant la voie à l'éveil spirituel.

Connexion avec le Soi Supérieur: Renforce la connexion avec votre Soi Supérieur et votre essence divine.

Connaissance de soi: Facilite le processus de connaissance de soi, en aidant à la compréhension de vos schémas et de vos défis.

Transformation personnelle: Favorise la transformation personnelle et la croissance dans tous les domaines de votre vie.

La Guérison Multidimensionnelle Arcturienne est un outil puissant de guérison et de transformation. En maîtrisant cette technique, vous pourrez vous aider et aider les autres à atteindre l'équilibre, la santé et le bien-être à tous les niveaux de l'être. Dans les prochains chapitres, nous explorerons d'autres techniques de guérison arcturienne et apprendrons comment les appliquer dans différentes situations.

Chapitre 5
La Chirurgie Énergétique

La chirurgie énergétique arcturienne est une pratique révolutionnaire qui transcende les méthodes conventionnelles de guérison, offrant une approche profondément transformatrice par la manipulation des fréquences énergétiques. Ce processus, mené par les Arcturiens, opère sur les corps subtils de l'être humain, identifiant et supprimant les blocages énergétiques, réparant les dommages et restaurant le flux harmonieux de l'énergie vitale. Sans avoir besoin d'instruments physiques, de scalpels ou de médicaments, cette technique agit de manière précise et efficace, atteignant des niveaux de guérison physique, émotionnelle, mentale et spirituelle qui ont un impact profond sur la santé et le bien-être.

Les Arcturiens utilisent des outils sophistiqués et hautement vibratoires pour exécuter cette technique de guérison. Des lumières de fréquences spécifiques, qui émettent différentes couleurs et intensités, sont dirigées pour dissoudre les énergies stagnantes et stimuler la régénération cellulaire. Des sons à haute vibration sont appliqués pour défragmenter les schémas de déséquilibre, tandis que des technologies éthériques avancées, telles que des lasers énergétiques et des cristaux de guérison, opèrent sur les champs énergétiques subtils, favorisant des ajustements détaillés et des alignements profonds. La visualisation, tant de la part des Arcturiens que du receveur de la guérison, potentialise le processus en créant un champ d'intention focalisée qui amplifie les résultats.

Le processus suit une structure ordonnée et méticuleuse. Il commence par un diagnostic énergétique détaillé, où les

Arcturiens identifient l'origine des déséquilibres et déterminent les blocages à traiter. Ensuite, le receveur est énergétiquement ancré et protégé, garantissant la sécurité tout au long de la séance. Après la suppression des blocages et le nettoyage des schémas denses, l'énergie arcturienne agit pour réparer les corps subtils et régénérer les tissus énergétiques. Le processus se termine par l'harmonisation de toutes les couches énergétiques et l'intégration de l'énergie curative, garantissant que les effets sont assimilés de manière complète et durable.

Les avantages de cette technique sont vastes et complets. En traitant non seulement les symptômes, mais aussi les causes sous-jacentes des maladies, la chirurgie énergétique favorise une guérison plus profonde et plus efficace. De plus, la nature non invasive de la procédure garantit une expérience sans douleur et sans récupération physique, la rendant accessible et sûre. Cette approche multidimensionnelle non seulement équilibre les aspects physiques de l'être, mais renforce également le champ énergétique, prévenant les maladies futures et favorisant un état d'équilibre et de vitalité. Parallèlement, en élevant la vibration et en élargissant la conscience, elle contribue à l'éveil spirituel, connectant l'individu à son essence divine et à son plein potentiel.

En vous préparant à cette expérience transformatrice, il est essentiel de cultiver une intention claire et d'établir un état de réceptivité. Créer un environnement propice, se détendre et s'ouvrir à l'énergie arcturienne facilite la connexion et maximise les résultats. Pendant la procédure, les sensations physiques et émotionnelles peuvent varier, notamment la chaleur, les vibrations ou même des intuitions profondes, reflétant l'intensité et l'étendue de la guérison en cours. Cette interaction n'est pas seulement un processus thérapeutique, mais aussi une invitation à une connexion plus profonde avec la sagesse universelle et l'amour inconditionnel des Arcturiens, inaugurant un chemin de transformation et d'équilibre durables.

La Chirurgie Énergétique Arcturienne est une technique non invasive qui utilise l'énergie pour agir directement sur les corps subtils, favorisant la guérison à des niveaux profonds. Les

Arcturiens, avec leur technologie avancée et leur connaissance de l'anatomie énergétique, sont capables d'identifier et de supprimer les blocages énergétiques, de dissoudre les schémas de maladie, de réparer les dommages dans les corps subtils et de restaurer le flux naturel de l'énergie vitale.

Outils et techniques :

Les Arcturiens utilisent une variété d'outils et de techniques pour effectuer la Chirurgie Énergétique, notamment :

Lumière: La lumière est l'un des principaux outils utilisés par les Arcturiens. Ils projettent des rayons de lumière de différentes couleurs et fréquences pour supprimer les blocages, dissoudre les énergies négatives et favoriser la guérison.

Son: Des fréquences sonores spécifiques sont utilisées pour harmoniser les corps subtils, défaire les schémas de maladie et stimuler la régénération cellulaire.

Technologie Arcturienne: Les Arcturiens utilisent des instruments et des technologies avancés, tels que des lasers éthériques, des cristaux de guérison et des sondes énergétiques, pour effectuer des interventions chirurgicales précises sur les corps subtils.

Mains éthériques: Les Arcturiens peuvent utiliser leurs mains éthériques pour manipuler l'énergie, supprimer les blocages et effectuer des réparations sur les corps subtils.

Visualisation: La visualisation est un outil puissant utilisé à la fois par les Arcturiens et par le patient pour diriger l'énergie curative et potentialiser les effets de la chirurgie.

Comment fonctionne la Chirurgie Énergétique Arcturienne :

1. Diagnostic: Les Arcturiens effectuent un diagnostic énergétique précis, identifiant la cause profonde du problème et les blocages énergétiques qui doivent être supprimés.

2. Ancrage et protection: Le patient est ancré à la Terre et protégé énergétiquement pour garantir sa sécurité et sa stabilité pendant le processus.

3. Suppression des blocages: Les Arcturiens utilisent leurs outils et techniques pour supprimer les blocages énergétiques, dissoudre les énergies négatives et les schémas de maladie.

4. Réparation et régénération: L'énergie arcturienne est utilisée pour réparer les dommages dans les corps subtils, régénérer les tissus et restaurer le flux naturel de l'énergie vitale.

5. Harmonisation et intégration: Les corps subtils sont harmonisés et l'énergie curative est intégrée à tous les niveaux de l'être.

Avantages de la Chirurgie Énergétique Arcturienne :

Guérison profonde et accélérée: La Chirurgie Énergétique Arcturienne favorise la guérison à des niveaux profonds, accélérant le processus de récupération et de régénération.

Traitement non invasif: C'est une technique non invasive, sans coupures, sans douleur et sans besoin de récupération post-chirurgicale.

Suppression de la cause profonde: Agit sur la cause profonde du problème, en supprimant les blocages énergétiques et les schémas de maladie.

Guérison multidimensionnelle: Favorise la guérison à tous les niveaux de l'être : physique, émotionnel, mental et spirituel.

Prévention des maladies: En supprimant les blocages énergétiques et en renforçant le champ énergétique, la Chirurgie Énergétique Arcturienne prévient l'apparition de maladies.

Éveil de la conscience: Augmente la vibration et élargit la conscience, contribuant au processus d'éveil spirituel.

Comment se préparer à la Chirurgie Énergétique Arcturienne :

Intention claire: Définissez clairement votre intention pour la guérison et les résultats que vous souhaitez obtenir.

Confiance et abandon: Faites confiance à la sagesse et à l'amour inconditionnel des Arcturiens, en vous abandonnant au processus de guérison.

Préparation de l'environnement: Créez un espace sacré, exempt de distractions et d'énergies denses.

Relaxation et réceptivité: Détendez le corps et l'esprit, en vous ouvrant pour recevoir l'énergie curative des Arcturiens.

Visualisation: Visualisez l'énergie arcturienne agissant sur votre corps, supprimant les blocages et favorisant la guérison.

Expérience de la Chirurgie Énergétique Arcturienne :

Pendant la Chirurgie Énergétique Arcturienne, vous pouvez ressentir différentes sensations, telles que de la chaleur, des picotements, des vibrations, une pression ou une légèreté. Vous pouvez également avoir des visions, des intuitions ou recevoir des messages des Arcturiens. Il est important de rester détendu et réceptif tout au long du processus, permettant à l'énergie curative de circuler librement.

La Chirurgie Énergétique Arcturienne est une technique puissante qui peut transformer votre vie, favorisant la guérison profonde et l'éveil de la conscience. En vous ouvrant à cette expérience, vous vous connecterez à la sagesse et à l'amour inconditionnel des Arcturiens, ouvrant la voie à une vie plus saine, plus équilibrée et plus épanouissante.

Chapitre 6
Cristaux Arcturiens

Les cristaux arcturiens représentent un pont direct vers les énergies supérieures, offrant un chemin de guérison et de transformation profonde. Ils ne sont pas seulement des outils passifs, mais plutôt des entités vivantes agissant en résonance avec les fréquences les plus élevées de l'univers. En interagissant avec ces cristaux, vous vous connectez à une vibration unique qui harmonise les champs énergétiques, débloque les anciens schémas de stagnation et active votre potentiel le plus élevé. Leur présence crée un environnement de sérénité et de concentration, permettant à votre énergie de circuler librement et favorisant la synergie entre le corps, l'esprit et l'âme. À chaque interaction, vous accédez à des niveaux plus profonds de sagesse et de lumière, éveillant en vous une capacité accrue de guérison et d'expansion.

L'énergie cristalline des Arcturiens va au-delà des simples propriétés matérielles. Ces cristaux émettent des fréquences qui agissent directement sur l'alignement des chakras, l'activation des codes de lumière stockés dans l'ADN et l'élévation de la conscience à des niveaux supérieurs de perception. Ils sont comme des conducteurs d'énergie universelle, amplifiant les intentions et facilitant les connexions profondes avec les royaumes spirituels. Grâce au travail avec les cristaux arcturiens, il est possible de débloquer les barrières énergétiques, d'atteindre des états méditatifs profonds et d'accéder à des idées transformatrices qui illuminent le chemin de l'évolution spirituelle. Chaque cristal est une clé qui ouvre les portes des dimensions d'amour, de paix et de conscience de soi.

En comprenant et en utilisant les cristaux arcturiens, vous plongez dans une pratique qui unit la science énergétique et la spiritualité. Leur application pratique, comme dans les méditations, les grilles de géométrie sacrée ou même comme amulettes de protection, apporte des bénéfices tangibles à la santé énergétique et émotionnelle. Plus que cela, ils enseignent le pouvoir de l'intention, montrant que l'énergie dirigée consciemment a le pouvoir de manifester des changements réels et significatifs. Ainsi, en interagissant avec ces cristaux, vous ne faites pas qu'expérimenter leurs effets curatifs, mais vous êtes également amené à reconnaître votre rôle actif en tant que co-créateur de votre propre réalité énergétique et spirituelle.

Les cristaux sont des êtres vivants qui vibrent en harmonie avec l'univers, émettant des fréquences énergétiques qui peuvent influencer notre champ énergétique et promouvoir le bien-être. Les Arcturiens, avec leur profonde connaissance de l'énergie cristalline, utilisent des cristaux spécifiques pour amplifier la guérison, activer les codes de lumière et aider au processus d'ascension.

Cristaux utilisés dans la guérison arcturienne :

Cristal Arcturien: Ce cristal, d'origine extraterrestre, émane une vibration élevée qui facilite la connexion avec les Arcturiens et la guérison multidimensionnelle. Son énergie favorise la clarté mentale, la paix intérieure et l'expansion de la conscience.

Quartz: Le quartz est un cristal maître qui amplifie l'énergie et l'intention. Il est utilisé en conjonction avec d'autres cristaux pour potentialiser leurs effets et diriger l'énergie curative.

Améthyste: L'améthyste est un cristal de transmutation qui aide à libérer les énergies négatives et à guérir les émotions. Elle favorise la paix intérieure, l'intuition et la connexion spirituelle.

Quartz rose: Le quartz rose est le cristal de l'amour inconditionnel et de la guérison émotionnelle. Il ouvre le chakra du cœur, favorisant la compassion, le pardon et l'acceptation de soi.

Sélénite: La sélénite est un cristal à haute vibration qui purifie et élève l'énergie de l'environnement. Elle facilite la connexion avec les royaumes supérieurs et la canalisation des énergies curatives.

Citrine: La citrine est un cristal de prospérité et d'abondance qui attire les énergies positives et renforce le pouvoir personnel. Elle augmente la vitalité, la créativité et l'estime de soi.

Fluorite: La fluorite est un cristal de clarté mentale et de concentration qui aide à organiser les pensées et à prendre des décisions. Elle favorise l'harmonie mentale et la paix intérieure.

Propriétés et applications des cristaux arcturiens :

Amplification de la guérison: Les cristaux arcturiens amplifient l'énergie curative, potentialisant les effets de la guérison arcturienne et d'autres thérapies énergétiques.

Activation des codes de lumière: Les cristaux arcturiens activent les codes de lumière dormants dans l'ADN, éveillant les potentiels latents et accélérant le processus d'ascension.

Harmonisation des chakras: Les cristaux peuvent être utilisés pour équilibrer et harmoniser les chakras, favorisant la libre circulation de l'énergie vitale et le bien-être physique, émotionnel et spirituel.

Nettoyage et purification: Les cristaux arcturiens purifient le champ énergétique, éliminant les énergies négatives, les blocages et les schémas de maladie.

Protection énergétique: Les cristaux créent un bouclier protecteur autour de votre champ énergétique, vous protégeant des influences négatives et des énergies denses.

Élévation de la conscience: Les cristaux arcturiens élèvent la vibration et élargissent la conscience, facilitant la connexion avec les royaumes supérieurs et l'éveil spirituel.

Manifestation: Les cristaux peuvent être programmés avec des intentions spécifiques pour manifester vos désirs et créer la réalité que vous souhaitez.

Comment activer et programmer les cristaux :

1. Nettoyage: Avant d'utiliser un cristal pour la première fois, il est important de le nettoyer énergétiquement pour éliminer toute énergie résiduelle. Vous pouvez utiliser de l'eau courante, de

la terre, de l'encens ou l'énergie de la sélénite pour nettoyer vos cristaux.

2. Activation: Pour activer un cristal, tenez-le dans vos mains, connectez-vous à son énergie et visualisez-le rempli de lumière. Vous pouvez également l'activer en utilisant l'énergie du soleil, de la lune ou d'autres cristaux.

3. Programmation: Pour programmer un cristal avec une intention spécifique, tenez-le dans vos mains, concentrez-vous sur votre désir et visualisez-le se manifestant. Exprimez votre intention à voix haute ou mentalement, imprimant votre énergie dans le cristal.

Comment utiliser les cristaux dans la guérison arcturienne :

Méditation: Tenez le cristal dans vos mains pendant la méditation pour amplifier la connexion avec les Arcturiens et recevoir leurs énergies curatives.

Guérison par les cristaux: Placez les cristaux sur les chakras ou les zones du corps qui ont besoin de guérison, en visualisant l'énergie circuler et favoriser l'équilibre.

Création de grilles: Créez des grilles de cristaux avec une géométrie sacrée pour amplifier l'énergie curative, harmoniser l'environnement et manifester vos désirs.

Élixirs: Préparez des élixirs de cristaux pour ingérer l'énergie curative des cristaux et favoriser le bien-être physique et énergétique.

Amulettes: Utilisez des cristaux comme amulettes de protection et de guérison, en les portant sur vous pour recevoir leurs énergies bénéfiques.

Travailler avec les cristaux arcturiens, c'est plus qu'utiliser des outils; c'est une invitation à cultiver une relation profonde avec l'énergie vivante et pulsante de l'univers. Chaque cristal porte en lui une sagesse unique, un portail vers des dimensions supérieures qui nous enseignent l'équilibre, l'intuition et l'expansion. En nous ouvrant à cette interaction, nous apprenons non seulement à recevoir leurs vibrations, mais aussi à canaliser notre propre énergie de manière plus consciente et intentionnelle.

Ainsi, les cristaux arcturiens deviennent des compagnons lumineux dans notre voyage, reflétant le potentiel illimité de transformation qui habite en chacun de nous.

Chapitre 7
Symboles Arcturiens

Les symboles arcturiens représentent un langage vibratoire qui se connecte directement aux dimensions supérieures, activant les énergies transformatrices et élevant la conscience à des niveaux cosmiques. Ils ne sont pas seulement des formes géométriques, mais des modèles universels d'énergie codée, capables de débloquer des potentiels dormants et d'ouvrir des portails vers une sagesse qui transcende le temps et l'espace. En interagissant avec ces symboles, vous vous syntonisez sur des fréquences élevées qui favorisent la guérison, l'équilibre et l'alignement avec la matrice universelle. Chaque symbole est une expression du divin, agissant comme un canal qui intègre le corps, l'esprit et l'âme en parfaite harmonie.

Ces symboles vont au-delà de ce que les yeux peuvent voir, touchant les niveaux les plus profonds de notre essence. Utilisant la géométrie sacrée comme base, ils résonnent avec la structure fondamentale de l'univers, se connectant directement à l'énergie créatrice qui imprègne toutes choses. Lorsqu'ils sont appliqués avec intention, les symboles arcturiens activent les codes de lumière dans l'ADN, réalignant le champ énergétique et ouvrant des voies vers de nouvelles perceptions spirituelles. Cette connexion favorise un état de présence accrue, vous permettant d'accéder à des couches de sagesse qui sont souvent au-delà de la compréhension mentale, mais qui se manifestent comme une sensation de clarté, de paix et de but.

En travaillant avec les symboles arcturiens, vous devenez un co-créateur conscient de votre réalité énergétique. Que ce soit par la méditation, en dessinant les symboles dans des espaces sacrés ou en les utilisant comme outils de guérison, l'énergie qu'ils apportent se manifeste de manière tangible. Ils fonctionnent comme des ancres de lumière, alignant votre champ énergétique avec les dimensions supérieures et créant un pont pour la connexion avec les guides spirituels et la sagesse universelle. Avec une utilisation continue, vous remarquerez une élévation de votre vibration, une expansion de la conscience et une plus grande fluidité dans les domaines de votre vie qui nécessitent équilibre et transformation.

Les symboles sont des formes géométriques qui portent des significations et des énergies spécifiques. Ils agissent comme des clés qui ouvrent des portails vers des dimensions supérieures, activant les codes de lumière et éveillant les potentiels dormants en nous. Les Arcturiens utilisent des symboles sacrés dans leurs travaux de guérison et d'ascension, transmettant des fréquences élevées qui favorisent l'harmonisation et l'expansion de la conscience.

Géométrie sacrée :

La géométrie sacrée est le langage universel de la création, un ensemble de modèles et de proportions mathématiques qui se répètent dans toutes les formes de vie, de la structure de l'ADN à la formation des galaxies. Les symboles arcturiens sont basés sur la géométrie sacrée, exprimant l'harmonie et l'ordre divin de l'univers.

Symboles arcturiens et leurs significations :

Étoile d'Arcturus: Représente la connexion avec l'énergie arcturienne, la guérison multidimensionnelle et l'ascension spirituelle. Active les codes de lumière dans l'ADN et favorise l'expansion de la conscience.

Triangle sacré: Symbolise la trinité divine, l'union du corps, de l'esprit et de l'âme. Favorise l'harmonie, l'équilibre et la protection énergétique.

Spirale dorée: Représente le flux de l'énergie vitale, la croissance et l'évolution spirituelle. Active la kundalini et facilite la connexion avec le Soi supérieur.

Fleur de vie: Symbolise la création, l'interconnexion de toutes choses et l'unité de l'univers. Favorise l'harmonie, la guérison et l'expansion de la conscience.

Cube de Metatron: Représente la matrice de la création, la géométrie sacrée qui soutient toutes les formes de vie. Favorise l'harmonisation énergétique et la connexion avec les royaumes supérieurs.

Merkaba: Symbolise le véhicule de lumière qui nous transporte vers les dimensions supérieures. Active la Merkaba personnelle, facilitant le voyage astral et l'ascension spirituelle.

Comment utiliser les symboles arcturiens :

Méditation: Visualisez les symboles arcturiens pendant la méditation, permettant à leur énergie d'agir sur votre champ énergétique et de favoriser la guérison et l'expansion de la conscience.

Guérison: Dessinez les symboles sur le corps ou sur des objets pour diriger l'énergie curative et activer les codes de lumière.

Protection: Utilisez les symboles comme amulettes de protection, en les visualisant autour de vous pour créer un bouclier énergétique.

Harmonisation des environnements: Dessinez ou placez des représentations des symboles dans les environnements pour harmoniser l'énergie du lieu et favoriser le bien-être.

Création de mandalas: Utilisez les symboles arcturiens dans la création de mandalas pour la méditation, la guérison et l'élévation spirituelle.

Activation des symboles :

Pour activer l'énergie des symboles arcturiens, vous pouvez :

Visualiser: Visualisez le symbole clairement, en l'imaginant vibrant et rayonnant, émettant de la lumière et de l'énergie.

Dessiner: Dessinez le symbole avec les mains, en vous concentrant sur sa forme et sa signification.

Mentaliser: Mentalisez le symbole, en répétant son nom ou le mantra qui lui est associé.

Utiliser des cristaux: Placez des cristaux sur le symbole pour amplifier son énergie.

Les symboles arcturiens sont des clés qui ouvrent les portes de la guérison, de l'ascension et de la connexion à la sagesse cosmique. En utilisant les symboles avec révérence et intention, vous vous ouvrez à l'énergie curative et aux conseils des Arcturiens, élargissant votre conscience et éveillant votre potentiel divin.

Chapitre 8
Méditation Arcturienne

La Méditation Arcturienne offre une expérience profondément transformatrice, vous connectant aux énergies élevées d'Arcturus et à l'amour inconditionnel de ses maîtres. Cette pratique transcende la méditation traditionnelle en créant un portail énergétique qui harmonise votre être à tous les niveaux, éveillant le pouvoir de guérison et le potentiel spirituel qui résident en vous. A chaque respiration, vous êtes enveloppé d'une lumière vibrante qui nettoie, guérit et élève, vous permettant d'accéder à un état de paix intérieure et de connexion cosmique. Grâce à ce processus, votre conscience s'étend et vous vous alignez avec la sagesse universelle et la véritable essence de votre être.

La pratique utilise des outils puissants tels que l'activation de la Flamme Trine, un symbole de la triade divine de sagesse, d'amour et de pouvoir qui réside dans votre cœur. En visualisant les flammes bleue, dorée et rose s'étendre en vous, il est possible d'accéder à des niveaux profonds de transformation. Cet état énergétique aligné favorise non seulement la guérison émotionnelle et spirituelle, mais facilite également des prises de conscience claires sur votre chemin de vie, révélant des voies pour surmonter les défis et manifester votre objectif le plus élevé. Chaque étape de la méditation est conçue pour vous guider vers un état de communion avec le cosmos, tout en renforçant votre énergie et votre champ vibratoire.

En intégrant la Méditation Arcturienne à votre routine, vous cultivez un espace sacré en vous, où la guérison et la croissance deviennent constantes. La pratique régulière renforce votre connexion avec les Arcturiens, vous permettant de recevoir plus facilement leurs messages et leurs énergies de guérison. Cette expérience vous permet de libérer les blocages énergétiques, de transformer les schémas limitants et d'accéder à une vibration plus élevée. En même temps, elle vous invite à explorer votre essence divine, vous aidant à vous aligner avec le flux naturel de la vie et à marcher en harmonie avec la lumière universelle.

La méditation est une pratique millénaire qui apaise l'esprit, harmonise les émotions et nous connecte à notre essence divine. La Méditation Arcturienne va plus loin, ouvrant un portail vers la connexion avec les êtres de lumière d'Arcturus, vous permettant de recevoir leurs énergies de guérison, leur sagesse et leur amour inconditionnel. C'est une opportunité de vous connecter à votre propre divinité, en éveillant la Flamme Trine - la flamme de la sagesse, de l'amour et du pouvoir - qui réside dans votre cœur.

Préparation à la Méditation:

2. Trouvez un endroit tranquille: choisissez un endroit calme et sans distractions où vous pouvez vous asseoir ou vous allonger confortablement.

3. Purifiez l'environnement: utilisez de l'encens, des cristaux ou d'autres méthodes pour purifier l'environnement et créer une atmosphère sacrée.

4. Connectez-vous à votre cœur: respirez profondément et concentrez votre attention sur votre cœur, le centre de l'amour et de la compassion.

5. Invoquez les Arcturiens: avec révérence et gratitude, invoquez la présence des Arcturiens, en demandant leur assistance et leurs conseils pendant la méditation.

Etapes de la Méditation Arcturienne:

1. Relaxation: Asseyez-vous ou allongez-vous confortablement, fermez les yeux et détendez votre corps. Respirez profondément, en observant l'air entrer et sortir de vos poumons.

2. Visualisation: Imaginez un portail de lumière s'ouvrant au-dessus de votre tête, vous connectant à l'énergie d'Arcturus.

Visualisez une lumière dorée descendant du portail et enveloppant votre corps, le remplissant de paix et de sérénité.

3. Connexion avec Arcturus: Ressentez l'énergie aimante des Arcturiens circuler à travers vous, harmonisant vos chakras et élevant votre vibration. Laissez-vous envelopper par cette énergie, ressentant la paix et la sérénité qui émanent d'Arcturus.

4. Activation de la Flamme Trine: Visualisez une flamme trine - bleue, dorée et rose - s'allumer dans votre cœur. Ressentez la flamme de la sagesse, de l'amour et du pouvoir s'étendre dans votre être, le remplissant de lumière et de force.

5. Communication avec les Arcturiens: Ouvrez-vous pour recevoir des messages des Arcturiens. Ils peuvent se présenter sous forme d'images, de pensées, de sentiments ou d'intuitions. Faites confiance à votre sagesse intérieure et laissez-vous guider.

6. Guérison et Transformation: Laissez l'énergie arcturienne agir sur votre être, favorisant la guérison physique, émotionnelle, mentale et spirituelle. Visualisez l'énergie éliminant les blocages, guérissant les blessures et rétablissant l'équilibre à tous les niveaux.

7. Gratitude: Remerciez les Arcturiens pour leur présence et leur assistance pendant la méditation. Remerciez-vous également de vous consacrer à cette pratique et de vous ouvrir à la guérison et à la transformation.

8. Retour: Lorsque vous vous sentez prêt, ramenez votre attention sur votre corps et sur l'environnement qui vous entoure. Respirez profondément et ouvrez les yeux lentement.

Conseils pour approfondir la Méditation:

Pratique régulière: La méditation est comme un muscle qui a besoin d'être exercé. Pratiquez la Méditation Arcturienne régulièrement pour renforcer votre connexion avec les Arcturiens et approfondir votre expérience.

Musique: Utilisez de la musique douce et relaxante pour créer une atmosphère propice à la méditation.

Arômes: Utilisez des huiles essentielles aux propriétés calmantes et relaxantes, comme la lavande et la camomille.

Cristaux: Utilisez des cristaux qui aident à la méditation et à la connexion avec les Arcturiens, comme l'améthyste, le quartz rose et la sélénite.

Intention: Définissez une intention claire pour votre méditation, qu'il s'agisse de guérison, de relaxation, de connexion avec les Arcturiens ou d'expansion de la conscience.

Bienfaits de la Méditation Arcturienne:

Connexion avec les Arcturiens: Renforce la connexion avec les Arcturiens, vous permettant de recevoir leurs énergies de guérison, leur sagesse et leur amour inconditionnel.

Guérison Multidimensionnelle: Favorise la guérison physique, émotionnelle, mentale et spirituelle, en harmonisant vos champs énergétiques et en rétablissant l'équilibre.

Expansion de la Conscience: Élève votre vibration et élargit votre conscience, ouvrant la voie à l'éveil spirituel et à l'ascension.

Paix Intérieure: Apaise l'esprit, réduit le stress et l'anxiété, favorisant la paix intérieure et le bien-être émotionnel.

Connaissance de Soi: Facilite le processus de connaissance de soi, en aidant à la compréhension de vos schémas, croyances et émotions.

Eveil de la Flamme Trine: Active la Flamme Trine dans votre cœur, éveillant la sagesse, l'amour et le pouvoir qui résident en vous.

La Méditation Arcturienne est un voyage à l'intérieur de soi, une opportunité de se connecter à la source divine et d'expérimenter la profonde paix et sagesse qui émanent d'Arcturus. En vous consacrant à cette pratique, vous ouvrez les portes à la guérison, à la transformation et à l'ascension, traçant un chemin de lumière vers votre véritable essence.

Chapitre 9
Respiration Consciente

La Respiration Consciente est un pont puissant entre votre essence physique et votre dimension spirituelle, vous connectant à la source universelle d'énergie vitale. Grâce à elle, vous pouvez débloquer les flux énergétiques, dissoudre les tensions émotionnelles et réaligner votre être avec des états supérieurs d'équilibre et d'harmonie. Chaque respiration consciente devient un moment de guérison et de transformation, permettant au prana - l'énergie vitale qui imprègne l'univers - de circuler librement et de manière régénératrice dans votre corps. Cette pratique n'est pas seulement une technique, mais un portail pour accéder à la paix intérieure, activer vos centres énergétiques et élargir votre conscience.

En vous plongeant dans les techniques de respiration arcturienne, vous découvrez que la respiration n'est pas seulement un acte physique, mais un outil sacré d'auto-connexion et d'auto-guérison. Visualiser le prana remplissant votre être de lumière pendant l'inspiration et libérant les énergies stagnantes lors de l'expiration crée un cycle continu de renouvellement énergétique. De plus, des pratiques comme la Respiration de la Flamme Trine vont au-delà de la relaxation, vous permettant d'accéder à des aspects plus profonds de votre essence divine. L'activation des flammes bleue, dorée et rose dans votre cœur éveille la sagesse, l'amour et le pouvoir, créant un champ vibratoire qui harmonise votre être à tous les niveaux.

Avec la pratique régulière de la Respiration Consciente, vous pouvez transformer la manière dont vous interagissez avec votre corps et votre énergie. Elle contribue non seulement à calmer l'esprit et à réduire le stress, mais vous met également en phase avec des fréquences plus élevées, facilitant la connexion avec les Arcturiens et votre propre sagesse intérieure. En consacrant quelques minutes par jour à cette pratique, vous découvrirez une nouvelle vitalité et clarté, renforçant votre capacité à naviguer dans les défis de la vie avec sérénité et détermination. Respirez profondément, laissez l'énergie vitale imprégner chaque aspect de votre existence et ressentez le pouvoir transformateur que cette pratique peut apporter à votre voyage.

La respiration est la base de la vie, un processus vital qui soutient notre corps physique et influence profondément notre état émotionnel et mental. Les Arcturiens, maîtres dans l'art de la guérison énergétique, reconnaissent la respiration comme un outil puissant pour équilibrer les énergies, libérer les émotions bloquées et accéder à des états de conscience supérieurs. Grâce à la Respiration Consciente, vous pouvez vous connecter à l'énergie vitale de l'univers, harmoniser vos chakras et éveiller la guérison intérieure.

L'influence de la Respiration sur l'Energie Vitale:

La respiration est la clé du flux de l'énergie vitale (prana) dans notre corps. Lorsque nous respirons profondément et consciemment, nous permettons au prana de circuler librement, nourrissant chaque cellule et revitalisant notre être. En revanche, une respiration superficielle et irrégulière peut bloquer le flux d'énergie, générant des déséquilibres et affectant la santé physique, émotionnelle et mentale.

Techniques de Respiration Arcturienne:

Respiration Arcturienne d'Activation: Cette technique utilise la visualisation et la respiration profonde pour activer les chakras et dynamiser le corps. Inspirez en visualisant profondément l'énergie pranique entrant par vos poumons et remplissant chaque cellule de votre corps de lumière. Expirez lentement, libérant toute tension ou énergie négative.

Respiration de la Flamme Trine: Cette technique utilise la visualisation et la respiration pour activer la Flamme Trine dans le cœur. Inspirez en visualisant la flamme bleue de la sagesse s'étendre dans votre esprit. Expirez en visualisant la flamme dorée de l'amour remplir votre cœur. Inspirez à nouveau en visualisant la flamme rose du pouvoir renforcer votre corps. Répétez le cycle plusieurs fois, en sentant la Flamme Trine s'intensifier en vous.

Respiration de Guérison: Cette technique utilise la respiration et l'intention pour diriger l'énergie de guérison vers des zones spécifiques du corps. Inspirez profondément, en visualisant l'énergie pranique entrant par vos poumons et en vous concentrant sur la zone qui a besoin de guérison. Expirez lentement, en visualisant l'énergie de guérison circuler vers cette zone et favoriser la régénération.

- Respiration de Connexion: Cette technique utilise la respiration et la visualisation pour se connecter à l'énergie d'Arcturus. Inspirez profondément, en visualisant un portail de lumière s'ouvrir au-dessus de votre tête et l'énergie arcturienne descendre et envelopper votre corps. Expirez lentement, en sentant la connexion avec les Arcturiens se renforcer.

Pratique de la Respiration Consciente:

1. Trouvez un endroit tranquille: choisissez un endroit calme et sans distractions où vous pouvez vous asseoir ou vous allonger confortablement.

2. Posture: Maintenez la colonne vertébrale droite et le corps détendu.

3. Concentration: Concentrez votre attention sur votre respiration, en observant l'air entrer et sortir de vos poumons.

4. Respiration profonde: respirez profondément, en gonflant l'abdomen à l'inspiration et en le contractant à l'expiration.

5. Rythme: Trouvez un rythme de respiration qui vous soit confortable.

6. Visualisation: Utilisez la visualisation pour potentialiser les effets de la respiration, en imaginant l'énergie pranique circuler dans votre corps et favoriser la guérison et l'équilibre.

7. Intention: Définissez une intention claire pour votre pratique de respiration, qu'il s'agisse de guérison, de relaxation, de connexion avec les Arcturiens ou d'expansion de la conscience.

Bienfaits de la Respiration Consciente:

Guérison: Favorise la guérison physique, émotionnelle et mentale, en libérant les blocages énergétiques et en rétablissant l'équilibre.

Relaxation: Réduit le stress, l'anxiété et la tension musculaire, favorisant la relaxation profonde et la paix intérieure.

Energie: Augmente la vitalité et l'énergie, revitalisant le corps et l'esprit.

Connexion: Renforce la connexion avec le Soi Supérieur, les guides spirituels et l'énergie d'Arcturus.

Conscience: Elargit la conscience, augmente l'intuition et facilite l'accès à des états de perception supérieurs.

Equilibre: Harmonise les chakras et équilibre les corps subtils, favorisant le bien-être intégral.

La Respiration Consciente est un outil puissant qui est toujours disponible pour vous. En maîtrisant les techniques de respiration arcturienne, vous pourrez accéder à un état de guérison, d'équilibre et de connexion profonde avec la sagesse cosmique. Respirez profondément, connectez-vous à votre respiration et laissez l'énergie vitale circuler librement, éveillant votre potentiel intérieur et vous guidant dans votre voyage d'ascension.

Chapitre 10
Les Sons Guérisseurs

Les sons guérisseurs représentent un chemin vibratoire unique pour accéder à l'harmonie universelle et activer des processus profonds de guérison et de transformation. Chaque son, note ou vibration interagit directement avec le champ énergétique, créant un impact qui va au-delà du physique et résonne aux niveaux émotionnel, mental et spirituel. Cette interaction sonore est capable de libérer les blocages énergétiques, d'équilibrer les fréquences dysharmonieuses et de revitaliser la connexion avec l'énergie vitale de l'univers. Plus qu'une expérience sensorielle, les sons guérisseurs sont des portails vers des états élevés de conscience et un alignement profond avec votre essence divine.

La guérison par le son utilise la capacité naturelle du corps à entrer en résonance avec des vibrations harmonieuses. Lorsqu'il est exposé à des mantras sacrés, à des musiques soigneusement composées ou aux sons sereins de la nature, le champ énergétique est rééquilibré et les chakras s'alignent, permettant à l'énergie de circuler librement et de manière réparatrice. Les Arcturiens, avec leur sagesse avancée, utilisent des fréquences spécifiques qui agissent directement sur l'ADN, activant des codes de lumière dormants et favorisant une transformation qui s'étend au corps, à l'esprit et à l'âme. Ces sons créent également un espace intérieur de paix et de clarté, permettant une connexion plus profonde avec les royaumes supérieurs.

Intégrer les sons guérisseurs dans votre vie est une façon de s'aligner sur le flux naturel de l'univers. Que ce soit en écoutant des mantras avec intention, en utilisant des instruments comme des bols de cristal ou en se connectant aux sons de la nature, vous pouvez accéder à des états de relaxation et de conscience élargie.

Cette pratique non seulement favorise la guérison et le bien-être, mais éveille également en vous une perception élargie de l'interconnexion avec le cosmos. Permettre aux vibrations sonores de remplir votre être est une façon d'ouvrir les portes au renouvellement énergétique et à un plus grand alignement avec votre objectif le plus élevé.

Les Arcturiens, maîtres dans l'art de la guérison vibratoire, comprennent le pouvoir du son comme outil de transformation. Ils utilisent des fréquences sonores spécifiques pour harmoniser les corps subtils, éveiller les potentiels dormants et favoriser la guérison à des niveaux profonds. Grâce aux sons guérisseurs, vous pouvez vous connecter à l'harmonie de l'univers, libérer les schémas de maladie et activer les codes de lumière dans votre ADN.

L'influence du son sur le champ énergétique :

Le son est vibration, et tout dans l'univers vibre à une fréquence spécifique. Notre corps physique et nos corps subtils ont également des fréquences vibratoires, et lorsque ces fréquences entrent en résonance avec des sons harmonieux, un processus d'harmonisation et de guérison se produit. D'autre part, les sons dissonants peuvent générer une dysharmonie et affecter négativement notre champ énergétique.

Sons guérisseurs dans la guérison arcturienne :

Mantras : Les mantras sont des mots ou des phrases sacrés qui, lorsqu'ils sont chantés avec intention, émettent des vibrations qui favorisent la guérison, la protection et l'élévation spirituelle. Les Arcturiens utilisent des mantras spécifiques pour activer les codes de lumière, harmoniser les chakras et se connecter à l'énergie d'Arcturus.

Musique : La musique est un langage universel qui transcende les barrières du langage verbal, touchant l'âme et favorisant la guérison à des niveaux profonds. Les Arcturiens utilisent des mélodies et des harmonies spécifiques pour équilibrer les énergies, calmer l'esprit et éveiller les émotions positives.

Sons de la nature : Les sons de la nature, comme le chant des oiseaux, le bruit des vagues et le murmure du vent, ont des fréquences harmonieuses qui favorisent la relaxation, la guérison et la connexion à l'énergie vitale de la Terre.

Fréquences arcturiennes : Les Arcturiens utilisent des fréquences sonores spécifiques pour activer la guérison multidimensionnelle, éveiller la conscience et accélérer le processus d'ascension. Ces fréquences peuvent être transmises par le biais de technologies arcturiennes, telles que les chambres de guérison, ou canalisées par des thérapeutes qui travaillent avec l'énergie arcturienne.

Comment utiliser les sons guérisseurs :

Écouter avec intention : Lorsque vous écoutez des mantras, de la musique ou des sons de la nature, concentrez-vous sur l'intention de guérison et d'harmonisation. Visualisez les vibrations sonores pénétrant votre être, éliminant les blocages et rétablissant l'équilibre.

Chanter des mantras : Chantez des mantras arcturiens avec révérence et concentration, en sentant les vibrations sonores résonner dans votre corps et élever votre vibration.

Jouer des instruments : Jouer des instruments de musique, tels que des bols de cristal, des cloches tibétaines et des flûtes, peut générer des fréquences harmonieuses qui favorisent la guérison et la relaxation.

Chanter : Chanter est un moyen puissant d'exprimer ses émotions, de libérer les énergies bloquées et de se connecter à son essence divine.

Danser : Danser au son de musiques qui élèvent votre vibration favorise la libération des tensions, l'expression de la créativité et la connexion à la joie.

Avantages des sons guérisseurs :

Guérison : Favorise la guérison physique, émotionnelle et mentale, en harmonisant les énergies et en rétablissant l'équilibre.

Relaxation : Réduit le stress, l'anxiété et la tension musculaire, favorisant une relaxation profonde et la paix intérieure.

Élévation de la vibration : Élève la vibration, facilitant la connexion aux royaumes supérieurs et à l'énergie d'Arcturus.

Expansion de la conscience : Élargit la conscience, augmente l'intuition et facilite l'accès à des états supérieurs de perception.

Activation de l'ADN : Active les codes de lumière dormants dans l'ADN, éveillant les potentiels latents et accélérant le processus d'ascension.

Harmonisation des chakras : Équilibre et harmonise les chakras, favorisant la libre circulation de l'énergie vitale.

Les sons guérisseurs sont un don de l'univers, un outil puissant pour la guérison, la transformation et l'ascension. En vous ouvrant à l'expérience sonore, vous vous connecterez à l'harmonie cosmique et éveillerez la guérison intérieure. Vibrez en harmonie avec l'univers, en permettant aux sons guérisseurs de vous guider dans votre voyage d'évolution et d'expansion de la conscience.

Chapitre 11
Chromathérapie Arcturienne

La chromathérapie arcturienne émerge comme une pratique vibrante et profondément transformatrice, fondée sur l'interaction entre les couleurs et le champ énergétique humain. Les couleurs, chacune avec sa fréquence spécifique, portent des propriétés qui influencent directement les chakras, favorisant l'équilibre, la vitalité et la connexion spirituelle. Cette méthode, apportée par la sagesse arcturienne, non seulement résonne avec la guérison physique, mais agit également sur les dimensions émotionnelles et spirituelles, conduisant à une intégration complète de l'être. En plongeant dans cette pratique, on découvre comment canaliser l'énergie des couleurs pour aligner et renforcer l'essence énergétique de chaque individu, ouvrant des voies vers la connaissance de soi et la transcendance.

Chaque teinte utilisée dans la chromathérapie arcturienne joue un rôle unique. Le rouge, par exemple, est une couleur qui rayonne de force et de vitalité, idéale pour activer le chakra racine et renforcer la connexion à la Terre. L'orange fait ressortir la créativité et la joie, harmonisant le chakra sacré et éveillant le plaisir de vivre. Les tons de jaune sont des alliés pour augmenter le pouvoir personnel et la clarté mentale, équilibrant le plexus solaire. Le vert, avec son énergie de guérison et d'harmonie, s'aligne sur le chakra du cœur, favorisant l'amour inconditionnel et l'équilibre émotionnel. Les tons de bleu et d'indigo agissent pour ouvrir les canaux de communication et de perception, connectant l'individu à ses intuitions les plus profondes, tandis que le violet élève la spiritualité, unissant le chakra couronne à la source divine. Cette approche intègre non seulement le symbolisme des couleurs, mais aussi leurs applications pratiques dans des techniques allant des visualisations méditatives à l'utilisation de cristaux et de lumières spécifiques.

En explorant l'application thérapeutique des couleurs, on découvre que la chromathérapie arcturienne transcende une approche purement technique, assumant un rôle de reconnexion avec la sagesse intérieure. C'est un voyage qui combine intuition, intention et science énergétique. Pratiquer cette technique ne se limite pas à harmoniser les déséquilibres momentanés, mais s'étend à la construction d'une base solide de bien-être continu. Que ce soit par la méditation, la consommation consciente d'aliments colorés ou le choix de vêtements et d'objets qui résonnent avec la fréquence nécessaire, chaque acte se transforme en un rituel de guérison. Ainsi, en accueillant le spectre vibratoire des couleurs comme un outil de transformation, on ouvre un espace pour une vie plus éclairée, harmonieuse et remplie de bien-être intégral.

Les Arcturiens, maîtres dans l'art de la guérison vibratoire, comprennent la profonde influence des couleurs sur notre champ énergétique. Chaque couleur possède une fréquence vibratoire spécifique qui résonne avec nos chakras et nos corps subtils, favorisant l'harmonisation et l'équilibre. Grâce à la chromathérapie arcturienne, vous pouvez utiliser les couleurs comme instruments de guérison, éveillant le pouvoir guérisseur intérieur et favorisant le bien-être à tous les niveaux de votre être.

Propriétés thérapeutiques des couleurs :

Rouge : Énergie, vitalité, force, courage, passion. Stimule le chakra racine, la circulation sanguine et la force physique.

Orange : Créativité, joie, enthousiasme, sexualité, estime de soi. Stimule le chakra sacré, la digestion et la vitalité.

Jaune : Intelligence, concentration, apprentissage, clarté mentale, pouvoir personnel. Stimule le chakra du plexus solaire, le système nerveux et l'estime de soi.

Vert : Guérison, équilibre, harmonie, amour inconditionnel, compassion. Stimule le chakra du cœur, le système immunitaire et l'équilibre émotionnel.

Bleu : Communication, expression, paix intérieure, tranquillité, intuition. Stimule le chakra de la gorge, la communication et l'expression créative.

Indigo : Intuition, sagesse, perception, vision intérieure, connexion spirituelle. Stimule le chakra du troisième œil, l'intuition et la connexion au Soi supérieur.

Violet : Spiritualité, transmutation, purification, élévation, connexion au divin. Stimule le chakra couronne, la spiritualité et la connexion à la source divine.

Techniques d'application de la chromathérapie arcturienne :

Visualisation : Visualisez la couleur que vous souhaitez utiliser enveloppant votre corps ou le chakra qui doit être harmonisé. Imaginez la couleur pénétrant votre être, favorisant la guérison et l'équilibre.

Méditation avec les couleurs : Méditez en visualisant la couleur que vous souhaitez travailler, en ressentant sa vibration et en lui permettant d'agir sur votre champ énergétique.

Bains de lumière : Utilisez des lampes colorées ou des projecteurs de lumière pour baigner votre corps avec la couleur dont vous avez besoin.

Cristaux : Utilisez des cristaux de la couleur que vous souhaitez travailler pour amplifier l'énergie curative et la diriger vers le chakra ou la zone du corps qui doit être harmonisé.

Vêtements et objets : Utilisez des vêtements, des accessoires et des objets de la couleur que vous souhaitez travailler pour recevoir ses vibrations curatives.

Aliments : Consommez des aliments de la couleur que vous souhaitez travailler pour absorber ses énergies et favoriser le bien-être.

Appliquer la chromathérapie sur les chakras :

Chakra racine (rouge) : Utilisez le rouge pour renforcer le chakra racine, en augmentant la vitalité, l'énergie physique et la connexion à la Terre.

Chakra sacré (orange) : Utilisez l'orange pour harmoniser le chakra sacré, en éveillant la créativité, la joie et la sexualité.

Chakra du plexus solaire (jaune) : Utilisez le jaune pour équilibrer le chakra du plexus solaire, en augmentant le pouvoir personnel, l'estime de soi et la clarté mentale.

Chakra du cœur (vert) : Utilisez le vert pour guérir le chakra du cœur, en favorisant l'amour inconditionnel, la compassion et l'équilibre émotionnel.

Chakra de la gorge (bleu) : Utilisez le bleu pour harmoniser le chakra de la gorge, en améliorant la communication, l'expression et la créativité.

Chakra du troisième œil (indigo) : Utilisez l'indigo pour activer le chakra du troisième œil, en éveillant l'intuition, la sagesse et la connexion au Soi supérieur.

Chakra couronne (violet) : Utilisez le violet pour élever la vibration du chakra couronne, en renforçant la spiritualité et la connexion à la source divine.

Avantages de la chromathérapie arcturienne :

Guérison : Favorise la guérison physique, émotionnelle et mentale, en harmonisant les énergies et en rétablissant l'équilibre.

Équilibre énergétique : Équilibre les chakras et les corps subtils, favorisant la libre circulation de l'énergie vitale.

Élévation de la vibration : Élève la vibration, facilitant la connexion aux royaumes supérieurs et à l'énergie d'Arcturus.

Bien-être : Favorise le bien-être physique, émotionnel et spirituel, en augmentant la vitalité, la paix intérieure et la joie de vivre.

Connaissance de soi : Aide au processus de connaissance de soi, vous permettant de comprendre les besoins énergétiques de votre corps et de votre esprit.

La chromathérapie arcturienne est un outil puissant de guérison et de transformation. En utilisant les couleurs avec sagesse et intention, vous pouvez harmoniser vos chakras, équilibrer vos énergies et éveiller la guérison intérieure. Laissez les couleurs vibrantes de l'arc-en-ciel vous guider dans votre voyage d'ascension, remplissant votre vie de lumière, d'harmonie et de bien-être.

Chapitre 12
Activation de l'ADN

L'activation de l'ADN est un processus transformateur qui vous invite à explorer la profondeur de votre existence et à redécouvrir votre potentiel illimité. Plus qu'un simple ensemble de codes génétiques, l'ADN humain est un portail multidimensionnel qui garde les enregistrements de votre essence divine et de vos capacités supérieures. Cette technique, fondée sur la sagesse arcturienne, éveille les brins d'ADN endormis, permettant l'accès à des niveaux de conscience élargis et à des capacités latentes qui transcendent les limitations humaines conventionnelles. En activant ces structures, vous entamez un voyage de guérison, de connexion et d'évolution qui résonne dans toutes les dimensions de votre être.

Au cœur de ce processus se trouve la compréhension que l'ADN possède 12 brins, dont seulement deux sont actifs chez la plupart des gens. Les brins "endormis", souvent appelés ADN "poubelle" par la science conventionnelle, contiennent des codes de lumière qui reflètent notre potentiel divin. L'activation de ces brins est réalisée au moyen de fréquences vibratoires spécifiques, facilitées par l'énergie arcturienne, qui résonnent avec le champ énergétique humain pour libérer ces codes. Au fur et à mesure que ces fréquences activent les enregistrements dans l'ADN, une expansion de la conscience se produit, permettant la guérison physique et l'éveil de capacités telles que l'intuition, la télépathie et la connexion spirituelle directe.

Les bienfaits de cette activation sont vastes et profondément impactants. En plus de stimuler le rajeunissement cellulaire et de renforcer le système immunitaire, elle favorise un état d'équilibre et de paix intérieure, tout en facilitant la manifestation des rêves et des désirs alignés avec votre essence la plus élevée. La créativité est amplifiée, ainsi que la capacité à comprendre et à naviguer entre les dimensions supérieures de la réalité. Grâce à la connexion renforcée avec le Soi Supérieur et les guides spirituels, la vie prend un nouveau sens, marqué par la clarté, l'harmonie et l'inspiration.

Ce processus ne se limite pas à l'activation elle-même, mais exige également une période d'intégration, au cours de laquelle le corps, l'esprit et l'âme s'adaptent aux nouvelles fréquences. Pendant cette phase, des pratiques telles que la méditation, une alimentation saine, l'expression créative et la connexion avec la nature sont essentielles pour consolider les changements. Avec le temps, ces transformations se manifestent sous la forme d'une vie plus équilibrée, abondante et pleine de possibilités. L'activation de l'ADN arcturien est donc un appel à embrasser votre véritable essence et à accéder au pouvoir illimité qui réside en vous.

Les Arcturiens, avec leur profonde connaissance de la génétique et de l'énergie multidimensionnelle, nous enseignent que l'ADN humain est bien plus qu'un simple code génétique. C'est un portail vers notre essence divine, une archive qui contient des informations sur notre histoire, nos capacités et notre potentiel illimité. Grâce à l'activation de l'ADN arcturien, vous pouvez éveiller ces potentiels endormis, élargir votre conscience, accéder à des capacités supérieures et accélérer votre voyage d'ascension.

L'ADN multidimensionnel :

L'ADN humain possède 12 brins, dont seulement 2 sont actifs chez la plupart des gens. Les 10 autres brins, connus sous le nom d'ADN "poubelle", contiennent des codes de lumière endormis qui attendent d'être activés. L'activation de l'ADN arcturien utilise des fréquences énergétiques spécifiques pour réveiller ces brins, libérant des informations et des capacités qui étaient bloquées.

Bienfaits de l'activation de l'ADN :

Expansion de la conscience : L'activation de l'ADN élargit votre conscience, vous permettant d'accéder à des dimensions supérieures de la réalité et de comprendre l'interconnexion de toutes choses.

Guérison : Active le processus naturel de guérison du corps, renforçant le système immunitaire et favorisant la régénération cellulaire.

Intuition et capacités psychiques : Éveille l'intuition, la clairvoyance, la télépathie et d'autres capacités psychiques.

Connexion spirituelle : Renforce la connexion avec le Soi Supérieur, les guides spirituels et la source divine.

Rajeunissement : Ralentit le processus de vieillissement et favorise la longévité.

Créativité : Augmente la créativité, l'inspiration et la capacité à manifester vos rêves.

Paix intérieure : Favorise la paix intérieure, l'équilibre émotionnel et l'harmonie dans votre vie.

Étapes de l'activation de l'ADN :

1. Préparation : Préparez-vous à l'activation de l'ADN par la méditation, la respiration consciente et la connexion à l'énergie arcturienne.

2. Intention : Définissez clairement votre intention pour l'activation de l'ADN, en visualisant les résultats que vous souhaitez atteindre.

3. Invocation : Invoquez la présence des Arcturiens et demandez leur assistance pour l'activation de votre ADN.

4. Fréquences arcturiennes : Les Arcturiens utilisent des fréquences sonores, lumineuses et vibratoires pour activer les brins endormis de votre ADN. Visualisez ces fréquences pénétrant votre être, éveillant les codes de lumière et activant votre potentiel divin.

5. Intégration : Après l'activation, prenez le temps d'intégrer les nouvelles fréquences, en permettant à votre corps et à votre esprit de s'adapter aux changements.

Intégrer les nouvelles fréquences :

Après l'activation de l'ADN, il est important d'intégrer les nouvelles fréquences dans votre être, en leur permettant de se manifester dans votre vie. Voici quelques conseils pour intégrer les nouvelles fréquences :

Méditation : Méditez régulièrement pour vous connecter avec votre Soi Supérieur et intégrer les nouvelles énergies.

Soins personnels : Prenez soin de votre corps physique par une alimentation saine, de l'exercice physique et un repos adéquat.

Expression créative : Exprimez votre créativité à travers l'art, la musique, l'écriture ou d'autres formes d'expression.

Connexion avec la nature : Passez du temps dans la nature pour vous connecter à l'énergie vitale de la Terre et intégrer les nouvelles fréquences.

Gratitude : Cultivez la gratitude pour toutes les bénédictions de votre vie et pour les nouvelles opportunités qui s'ouvrent à vous.

Éveiller votre potentiel divin :

L'activation de l'ADN arcturien est un cadeau des Arcturiens à l'humanité, une opportunité d'éveiller notre potentiel divin et de manifester notre véritable essence. En activant votre ADN, vous ouvrez les portes d'une nouvelle réalité, où la guérison, l'abondance, la paix intérieure et la connexion au divin deviennent une réalité dans votre vie. Faites confiance à la sagesse des Arcturiens, abandonnez-vous au processus d'activation et laissez votre être s'illuminer de la lumière de votre propre divinité.

Chapitre 13
Guérison du passé

La guérison du passé représente une opportunité transformatrice de libération, vous permettant de vous reconnecter à votre essence véritable et de vivre pleinement dans le présent. Grâce à l'approche aimante et intuitive des Arcturiens, cette pratique plonge dans les profondeurs de votre être pour accéder aux souvenirs, aux traumatismes et aux schémas cristallisés qui influencent encore votre vie actuelle. Plus que de confronter le passé, il s'agit de le re-signifier avec compassion, en transmutant les énergies denses en apprentissage et en force intérieure. Ce voyage de transformation personnelle non seulement libère le poids des expériences antérieures, mais ouvre également la voie à l'épanouissement avec légèreté et authenticité.

Tout au long de la vie, les expériences douloureuses et les croyances limitantes laissent des empreintes sur le champ énergétique, façonnant des schémas comportementaux qui se répètent souvent inconsciemment. La guérison du passé arcturienne permet d'identifier et de comprendre ces influences cachées, apportant de la clarté sur leurs origines et aidant à les dissoudre. Guidé par la sagesse arcturienne, vous êtes encouragé à revisiter ces expériences avec un regard compatissant, en les percevant comme des chapitres qui ont contribué à votre cheminement de croissance, et non comme des chaînes qui vous emprisonnent. Ce processus favorise une intégration équilibrée entre le passé et le présent, vous permettant de reprendre le contrôle de votre récit personnel.

Les techniques impliquées sont profondément efficaces et englobent des pratiques telles que la régression, le pardon et la re-signification. La régression, par exemple, permet d'accéder à des souvenirs profonds, qu'ils soient de l'enfance ou de vies antérieures, vous permettant d'identifier et de libérer les énergies bloquées. Le pardon, envers soi-même et envers les autres, dissout les liens émotionnels, remplaçant les ressentiments par un état de paix et de compassion. En re-signifiant les événements traumatisants, vous transformez vos perceptions, reconnaissant l'apprentissage et la force acquis grâce à ces expériences. De plus, le travail sur la libération karmique et la guérison de l'enfant intérieur aide à briser les cycles négatifs, à harmoniser le présent et à créer une base solide pour un avenir plus léger et plus éclairé.

Ce voyage de guérison n'est pas seulement un processus de libération, mais aussi une opportunité de reconnexion avec votre essence la plus élevée. En laissant derrière vous les ombres du passé, vous renforcez votre capacité à vivre avec authenticité, en accueillant la plénitude du moment présent. C'est dans cet état de présence que la véritable transformation se produit, permettant à la joie, à l'amour et à l'abondance de circuler librement dans votre vie. Sous la guidance des Arcturiens, vous découvrez que le passé, au lieu d'être un fardeau, peut devenir un tremplin pour votre évolution et pour la manifestation d'une réalité pleine d'harmonie et de sens.

Le passé, bien qu'il se soit déjà estompé dans le temps, peut laisser des marques profondes dans notre être. Les expériences traumatisantes, les relations douloureuses, les schémas familiaux dysfonctionnels et les croyances limitantes peuvent s'enraciner dans notre subconscient, affectant notre santé, nos relations et notre capacité à être heureux dans le présent. La guérison du passé arcturienne nous invite à revisiter ces expériences avec compassion et sagesse, en libérant les énergies bloquées et en re-signifiant le passé pour qu'il devienne un tremplin pour la croissance et l'évolution.

Comprendre l'influence du passé :

Le passé façonne qui nous sommes aujourd'hui, mais il n'a pas besoin de nous définir. Les expériences que nous vivons, les émotions que nous ressentons et les croyances que nous formons au cours de la vie se cristallisent dans notre champ énergétique, créant des schémas qui se répètent et nous empêchent d'avancer. La guérison du passé arcturienne nous aide à identifier ces schémas, à comprendre leurs origines et à libérer les énergies bloquées, permettant à la guérison et à la transformation de se produire.

Techniques de guérison du passé arcturienne :

Régression : La régression, guidée par les Arcturiens, vous permet d'accéder à des souvenirs, qu'ils soient de cette vie ou de vies antérieures, pour re-signifier les expériences et libérer les émotions bloquées. Grâce à la régression, vous pouvez comprendre l'origine des schémas répétitifs, des traumatismes et des blocages, apportant lumière et guérison aux blessures du passé.

Pardon : Le pardon est une clé puissante pour la guérison du passé. Pardonner à soi-même et aux autres pour les douleurs et les blessures du passé libère les énergies denses qui vous attachent à la souffrance, ouvrant la voie à la paix intérieure et à la liberté. Les Arcturiens vous guident dans ce processus, vous aidant à cultiver la compassion et l'amour inconditionnel.

Re-signification : La re-signification est le processus de donner un nouveau sens aux expériences du passé, en les transformant en apprentissage et en opportunités de croissance. En re-signifiant le passé, vous vous libérez des liens de la souffrance et vous vous donnez le pouvoir de créer un avenir plus positif et plus heureux.

Libération karmique : Le karma est la loi de cause à effet qui régit l'univers. Les actions passées, qu'elles soient positives ou négatives, génèrent des conséquences qui se manifestent dans notre vie présente. La guérison du passé arcturienne aide à libérer les karmas négatifs, en harmonisant les énergies et en ouvrant la voie à un avenir plus léger et plus équilibré.

Guérison de l'enfant intérieur : La guérison du passé arcturienne se concentre également sur la guérison de l'enfant intérieur, cette partie de nous qui porte les blessures et les traumatismes de l'enfance. En guérissant l'enfant intérieur, vous vous libérez des schémas d'abandon, de rejet et d'insécurité, vous reconnectant à la joie, à la spontanéité et à l'amour inconditionnel.

Appliquer la guérison du passé :

1. Préparation : Préparez-vous à la guérison du passé en créant un espace sacré, en vous connectant à votre cœur et en invoquant la présence des Arcturiens.

2. Intention : Définissez clairement votre intention pour la guérison du passé, en spécifiant les domaines sur lesquels vous souhaitez travailler et les résultats que vous souhaitez atteindre.

3. Techniques : Utilisez les techniques de guérison du passé arcturienne qui résonnent avec vous, telles que la régression, le pardon, la re-signification et la libération karmique.

4. Visualisation : Utilisez la visualisation pour vous connecter aux souvenirs, en envoyant de la lumière et de la guérison aux situations et aux personnes impliquées.

5. Émotions : Permettez-vous de ressentir les émotions qui surgissent pendant le processus de guérison, sans jugement ni résistance. Les Arcturiens vous aideront à accueillir et à libérer ces émotions avec amour et compassion.

6. Intégration : Après la guérison du passé, prenez le temps d'intégrer les nouvelles énergies, en permettant à la guérison de se manifester dans votre vie présente.

Se libérer du passé pour vivre le présent :

La guérison du passé arcturienne est une invitation à se libérer des liens du passé et à suivre un chemin de légèreté, de guérison et de plénitude dans le présent. En re-signifiant vos expériences, en vous libérant des karmas et en guérissant les blessures du passé, vous ouvrez la voie à un avenir radieux, où la joie, l'amour et l'abondance circulent librement. Faites confiance à la sagesse des Arcturiens, abandonnez-vous au processus de guérison et permettez au passé de devenir un tremplin pour votre évolution et votre ascension.

Chapitre 14
La Guérison du Présent

La Guérison du Présent est une pratique qui nous appelle à vivre pleinement dans l'instant présent, en reconnaissant le pouvoir transformateur contenu dans chaque instant. C'est dans le présent que les choix prennent leur sens, que les défis deviennent des maîtres et que la vie se révèle dans sa totalité. Sous la guidance aimante des Arcturiens, cette technique favorise la libération des schémas réactifs et conditionnés, en les remplaçant par des actions conscientes et équilibrées. En cultivant une présence attentive, vous découvrez que le présent n'est pas seulement un moment fugace, mais un portail vers la guérison, l'apprentissage et la création d'une réalité plus alignée avec votre essence.

Être présent exige une attention pleine et entière, une pratique consistant à observer les pensées, les émotions et les sensations sans jugement ni attachement. Dans cet état, vous commencez à identifier les récits intérieurs et les schémas qui façonnent vos choix. Au lieu de réagir de manière impulsive, vous apprenez à répondre de manière équilibrée, transformant même les défis les plus difficiles en opportunités de croissance. Les Arcturiens enseignent qu'en vous ancrant dans l'instant présent, vous harmonisez non seulement votre état émotionnel, mais aussi votre champ énergétique, favorisant le bien-être et la clarté à tous les niveaux.

La pratique de la Guérison du Présent englobe des techniques qui renforcent la connexion avec le moment actuel. L'attention pleine et entière, la respiration consciente et l'accueil des émotions sont des étapes essentielles pour équilibrer le corps et l'esprit. Simultanément, la communication consciente et la manifestation intentionnelle vous permettent de construire des relations plus authentiques et d'attirer des situations alignées avec vos objectifs les plus élevés. Ce processus ne consiste pas seulement à résoudre des problèmes, mais à construire une vie plus harmonieuse et gratifiante, où chaque moment est valorisé comme une partie essentielle de votre voyage.

En adoptant la Guérison du Présent comme une pratique continue, vous vous donnez le pouvoir de vivre avec gratitude et présence, créant un état d'équilibre et de sérénité. Les défis de la vie, au lieu d'être des sources de souffrance, deviennent des opportunités d'apprentissage et d'auto-transformation. De cette manière, vous naviguez dans l'existence avec clarté et détermination, découvrant que le présent est le lieu où votre plénitude peut s'épanouir. Sous la lumière et la sagesse des Arcturiens, vous êtes invité à embrasser l'instant présent comme le plus beau cadeau que la vie puisse offrir.

Tandis que la Guérison du Passé nous libère des liens qui nous attachent à la souffrance, la Guérison du Présent nous invite à être pleinement présents ici et maintenant, transformant chaque moment en une opportunité de croissance, de guérison et d'expansion. C'est dans le présent que la vie se déroule, et c'est en lui que nous pouvons créer la réalité que nous désirons, libres des douleurs du passé et des soucis du futur. La Guérison du Présent Arcturienne nous enseigne à accueillir chaque moment avec gratitude, transformant les défis en opportunités et cultivant la paix intérieure au milieu des turbulences de la vie.

S'éveiller au Présent :

Dans notre société trépidante, il est courant de se perdre dans des pensées sur le passé ou dans des soucis concernant l'avenir, se déconnectant ainsi du moment présent. La Guérison du Présent Arcturienne nous invite à nous éveiller à l'instant présent, en cultivant l'attention pleine et entière et la conscience de chaque pensée, émotion et sensation qui émerge en nous. En étant présents, nous devenons capables d'observer nos schémas, de faire des choix conscients et de créer la réalité que nous désirons.

Techniques de Guérison du Présent Arcturienne :

Attention pleine et entière : L'attention pleine et entière est la pratique d'être présent à chaque instant, en observant vos pensées, émotions et sensations sans jugement. En cultivant l'attention pleine et entière, vous devenez plus conscient de vos schémas réactifs, ce qui vous permet de choisir comment répondre aux défis de manière plus équilibrée et consciente.

Gestion émotionnelle : Les émotions sont des énergies en mouvement qui influencent profondément notre santé et notre bien-être. La Guérison du Présent Arcturienne nous enseigne à reconnaître, accueillir et gérer nos émotions de manière saine, en les transformant en alliées dans notre cheminement de croissance.

Guérison énergétique : Les Arcturiens utilisent des techniques de guérison énergétique pour harmoniser vos chakras, équilibrer vos corps subtils et dissoudre les schémas d'énergie négative qui peuvent affecter votre santé et votre bien-être dans le présent.

Communication consciente : La communication consciente est la clé de relations saines et harmonieuses. Les Arcturiens nous enseignent à communiquer nos besoins et nos émotions de manière claire, respectueuse et assertive, créant ainsi des connexions plus profondes et authentiques.

Manifestation : La Guérison du Présent Arcturienne nous donne le pouvoir de manifester la réalité que nous désirons, en utilisant la loi de l'attraction et le pouvoir de l'intention. En vibrant à la fréquence de ce que nous désirons, nous attirons dans notre vie des expériences, des personnes et des situations qui résonnent avec nos rêves et nos aspirations.

Appliquer la Guérison du Présent :

1 Présence : Cultivez la présence dans l'instant présent grâce à l'attention pleine et entière, en observant vos pensées, émotions et sensations sans jugement.

2. Respiration : Utilisez la respiration consciente pour vous ancrer dans le présent et calmer l'esprit.

3. Accueil : Accueillez vos émotions avec compassion, sans essayer de les réprimer ou de les contrôler. Permettez-vous de ressentir et d'observer vos émotions sans jugement.

4. Expression : Exprimez vos émotions de manière saine, que ce soit par l'écriture, l'art, le dialogue ou d'autres formes d'expression créative.

5. Limites : Établissez des limites saines dans vos relations, en communiquant vos besoins et vos attentes de manière claire et respectueuse.

6. Gratitude : Cultivez la gratitude pour les bénédictions dans votre vie, en appréciant chaque moment et en reconnaissant l'abondance qui vous entoure.

Créer un Présent Conscient et Équilibré :

La Guérison du Présent Arcturienne nous invite à vivre avec conscience, présence et gratitude, transformant chaque moment en une opportunité de guérison, de croissance et d'expansion. En maîtrisant les techniques de Guérison du Présent, vous devenez capable de naviguer sur les eaux de la vie avec sérénité et clarté, créant un présent harmonieux, heureux et abondant. Faites confiance à la sagesse des Arcturiens, abandonnez-vous au flux de la vie et permettez à l'énergie curative du présent de vous guider dans votre voyage d'ascension.

Chapitre 15
La Guérison du Futur

La Guérison du Futur est une pratique puissante qui vous permet de façonner consciemment le lendemain, transformant vos intentions et vos rêves en réalités concrètes. Cette approche arcturienne offre une vision expansive du temps, où le futur est perçu comme un champ d'infinies possibilités, attendant d'être modelé par votre énergie créatrice et votre concentration. Plus qu'une technique, c'est une invitation à abandonner les peurs, les croyances limitantes et les attentes négatives, en les remplaçant par la clarté, la confiance et l'action consciente. Grâce à cette pratique, vous devenez l'architecte de votre propre destin, alignant vos choix avec votre objectif le plus élevé.

La construction d'un avenir radieux commence par la libération des blocages émotionnels et mentaux qui conditionnent souvent nos attentes. Les peurs de l'inconnu et les traumatismes du passé peuvent projeter des ombres sur le lendemain, créant des barrières invisibles qui limitent le potentiel de création. La Guérison du Futur Arcturienne enseigne qu'en reprogrammant ces perceptions et en cultivant une vision claire et optimiste, vous accédez à un état de flux qui attire des circonstances et des opportunités alignées avec vos désirs. C'est dans ce moment de clarté que la visualisation devient un outil transformateur, vous permettant de vivre, dans votre esprit et votre cœur, la réalité que vous souhaitez créer, tout en envoyant cette énergie à l'univers.

Cette pratique se renforce par l'utilisation d'intentions claires et d'affirmations. Définir des intentions spécifiques pour l'avenir, c'est comme planter des graines dans le sol fertile de votre conscience. Les nourrir avec des affirmations positives et des actions cohérentes garantit que ces graines pousseront et fleuriront. La co-création, l'un des piliers de cette technique, rappelle que vous n'êtes pas seul dans le processus de manifestation ; il y a une danse constante entre votre énergie individuelle et les forces universelles qui travaillent en harmonie pour matérialiser vos aspirations. Faire confiance à ce flux et aligner vos actions avec votre intuition permet au chemin de se révéler de manière naturelle et fluide.

La Guérison du Futur ne consiste pas seulement à projeter un destin, mais aussi à vivre avec présence et détermination. Chaque pas que vous faites aujourd'hui se reflète directement sur le futur que vous construisez. Lorsque vous vous connectez aux Arcturiens et utilisez les outils de visualisation, d'intention et de libération des peurs, un espace s'ouvre pour que le futur soit non seulement imaginé, mais expérimenté dans sa forme la plus authentique et abondante. Ainsi, en adoptant cette pratique, vous transformez le futur en une extension vibrante du présent, où les rêves deviennent réalité et où la confiance en soi et en l'univers est le fondement de votre voyage.

La Guérison du Futur ne consiste pas à prédire ce qui va se passer, mais plutôt à créer le futur que vous désirez. C'est une invitation à vous libérer des attentes limitantes, des peurs et des incertitudes qui vous empêchent de rêver grand et de construire un avenir prospère et heureux. Les Arcturiens, avec leur vision élargie du temps et de l'espace, nous enseignent que le futur est un champ d'infinies possibilités et que nous sommes co-créateurs de notre réalité. Grâce à la Guérison du Futur Arcturienne, vous pouvez vous connecter à votre pouvoir intérieur, définir vos intentions et manifester le futur que vous souhaitez.

Se libérer des attentes :

Souvent, nous portons des attentes limitantes sur l'avenir, basées sur des expériences passées, des peurs et des croyances négatives. Ces attentes peuvent nous empêcher de rêver grand et de créer un avenir qui nous inspire vraiment. La Guérison du Futur Arcturienne nous invite à nous libérer de ces attentes, ouvrant ainsi la voie à un avenir aux possibilités infinies.

Techniques de Guérison du Futur Arcturienne :

Visualisation : La visualisation est un outil puissant pour créer le futur que vous désirez. Imaginez-vous vivant le futur que vous souhaitez, ressentant les émotions, les sensations et les expériences comme si elles se produisaient déjà. La visualisation envoie un signal clair à l'univers, attirant dans votre vie les personnes, les situations et les opportunités qui résonnent avec vos rêves.

Intention : L'intention est la force motrice de la création. Définissez clairement vos intentions pour l'avenir, en précisant ce que vous souhaitez manifester dans votre vie. Plus votre intention est claire et ciblée, plus votre capacité à co-créer le futur que vous souhaitez sera puissante.

Affirmations : Les affirmations sont des phrases positives qui, lorsqu'elles sont répétées avec conviction, reprogramment le subconscient et renforcent la croyance en votre capacité à créer le futur que vous désirez. Utilisez des affirmations qui expriment vos rêves et vos aspirations, en les répétant quotidiennement avec émotion et conviction.

Co-création : La co-création est le processus de création en partenariat avec l'univers, en unissant votre intention et votre action à l'énergie créatrice du cosmos. Les Arcturiens nous enseignent à faire confiance au flux de la vie, en suivant notre intuition et en agissant avec confiance pour manifester nos rêves.

Libération des peurs : La peur est une émotion puissante qui peut nous paralyser et nous empêcher d'avancer vers nos rêves. La Guérison du Futur Arcturienne nous aide à identifier et à libérer les peurs qui nous bloquent, ouvrant la voie à la confiance, au courage et à l'action.

Appliquer la Guérison du Futur :

1. Connexion : Connectez-vous à l'énergie arcturienne par la méditation, la respiration consciente et l'invocation.

2. Nettoyage : Libérez-vous des attentes limitantes, des peurs et des croyances négatives qui vous empêchent de rêver grand.

3. Visualisation : Visualisez le futur que vous désirez avec clarté et émotion, en ressentant les expériences comme si elles se produisaient déjà.

4. Intention : Définissez vos intentions pour l'avenir avec clarté et concentration, en précisant ce que vous souhaitez manifester dans votre vie.

5. Affirmations : Utilisez des affirmations positives pour renforcer la croyance en votre capacité à créer le futur que vous souhaitez.

6. Action : Agissez avec confiance et suivez votre intuition, en co-créant le futur en partenariat avec l'univers.

Construire un avenir radieux :

La Guérison du Futur Arcturienne est une invitation à construire le lendemain que vous désirez, libéré des peurs, des limitations et des incertitudes. En utilisant le pouvoir de l'intention, de la visualisation et de la co-création, vous devenez l'architecte de votre avenir, manifestant vos rêves et vos aspirations avec confiance et joie. Faites confiance à la sagesse des Arcturiens, libérez-vous des liens du passé et embrassez l'avenir avec espoir et enthousiasme. Le futur vous appartient !

Chapitre 16
Guérison du Corps Physique

Le corps physique est un temple sacré qui reflète la perfection et l'harmonie de l'énergie vitale qui nous connecte à l'univers. Il est doté d'une intelligence innée qui recherche continuellement l'équilibre, même face aux défis imposés par la routine et les facteurs externes. La Guérison du Corps Physique Arcturienne est un processus qui éveille et potentialise cette capacité innée de régénération et d'harmonie, agissant en profondeur pour restaurer la vitalité et promouvoir le bien-être intégral. En permettant à l'énergie universelle de circuler librement dans chaque cellule, le corps devient un terrain fertile pour la santé, mettant en évidence la synchronie entre la matière et l'énergie qui le traversent.

Cette méthode de guérison va au-delà de la simple atténuation des symptômes physiques. Elle agit sur les racines énergétiques des problèmes de santé, reconnaissant que le déséquilibre du corps physique a souvent son origine dans les corps subtils. En s'attaquant à la cause sous-jacente de la disharmonie, l'approche arcturienne permet une restauration complète, dans laquelle le corps, l'esprit et l'âme s'alignent dans un état d'intégration et de plénitude. Grâce à des pratiques telles que l'énergisation, la détoxification et le rajeunissement, l'organisme est invité à retrouver son état naturel d'équilibre, renforçant ainsi la connexion avec son essence vitale.

La reconnexion à cette sagesse corporelle exige conscience et abandon. L'écoute attentive des signaux émis par le corps et la pratique d'habitudes respectueuses de ses besoins constituent les premiers pas pour accéder à cette dimension d'auto-guérison. Lorsque nous nourrissons le corps avec des aliments de qualité, que nous le bougeons de manière harmonieuse et que nous cultivons des pensées positives, nous entamons un cycle de régénération et de vitalité. Ce soin, associé aux techniques arcturiennes de guérison, devient un puissant outil pour transformer le corps en un canal d'énergie pure, où la santé s'épanouit comme expression de la connexion entre l'âme et l'univers.

Les Arcturiens, avec leur profonde connaissance de l'anatomie énergétique et de la physiologie humaine, nous enseignent que le corps physique est un véhicule sacré, un temple qui abrite notre âme et nous permet de faire l'expérience de la vie sur Terre. La Guérison du Corps Physique Arcturienne repose sur le principe que la maladie se manifeste d'abord dans les corps subtils, puis se reflète dans le corps physique. En traitant la cause profonde de la maladie aux niveaux énergétiques, la guérison arcturienne favorise le bien-être physique, émotionnel et spirituel de manière intégrée et complète.

Se reconnecter à l'intelligence du corps :

Votre corps possède une sagesse innée, une intelligence qui le guide dans sa quête d'équilibre et de santé. La Guérison du Corps Physique Arcturienne vous aide à vous reconnecter à cette intelligence, en éveillant le pouvoir d'auto-guérison et en favorisant le bien-être à tous les niveaux. En écoutant les signaux de votre corps, en le nourrissant d'aliments sains, en le bougeant avec joie et en cultivant des pensées et des émotions positives, vous honorez le temple sacré de votre corps et ouvrez la voie à la santé et à la vitalité.

Méthodes arcturiennes pour la guérison du corps physique :

Énergisation : Les Arcturiens utilisent des techniques d'énergisation pour revitaliser le corps physique, augmenter la vitalité, renforcer le système immunitaire et favoriser la régénération cellulaire. Grâce à la canalisation de l'énergie vitale, à l'imposition des mains et à l'utilisation de cristaux, les Arcturiens élèvent la fréquence vibratoire du corps, éveillant ainsi le pouvoir d'auto-guérison.

Détoxification : L'accumulation de toxines dans le corps peut entraîner divers problèmes de santé. Les Arcturiens utilisent des techniques de détoxification énergétique pour éliminer les toxines du corps physique et des corps subtils, favorisant ainsi la purification et le rééquilibrage.

Rajeunissement : Le rajeunissement est un processus naturel qui peut être accéléré par la guérison arcturienne. Les Arcturiens utilisent des techniques pour activer la production de collagène, améliorer la circulation sanguine, équilibrer les hormones et favoriser la régénération cellulaire, contribuant ainsi au maintien de la jeunesse et de la vitalité.

Guérison des maladies : La Guérison du Corps Physique Arcturienne peut être utilisée pour traiter un large éventail de maladies, allant des douleurs et inflammations aux maladies chroniques et dégénératives. En traitant la cause profonde de la maladie aux niveaux énergétiques, la guérison arcturienne favorise la guérison physique et le bien-être de manière intégrée.

- Chirurgie énergétique : Dans les cas plus complexes, les Arcturiens peuvent effectuer des chirurgies énergétiques pour éliminer les blocages, réparer les tissus et restaurer le flux d'énergie vitale dans le corps physique. Cette technique non invasive favorise la guérison de manière rapide et efficace, sans nécessiter d'intervention physique.

Appliquer la guérison du corps physique :

1. Intention : Définissez clairement votre intention pour la guérison de votre corps physique, en spécifiant les zones que vous souhaitez traiter et les résultats que vous souhaitez obtenir.

2. Connexion : Connectez-vous à l'énergie arcturienne par la méditation, la respiration consciente et l'invocation.

3. Techniques : Utilisez les techniques de Guérison du Corps Physique Arcturienne qui résonnent en vous, telles que l'énergisation, la détoxification, le rajeunissement et la guérison des maladies.

4. Visualisation : Visualisez l'énergie arcturienne circulant dans votre corps, guérissant chaque cellule, organe et système.

5. Soins personnels : Cultivez des habitudes saines, comme une alimentation équilibrée, des exercices physiques réguliers, un sommeil réparateur et le contact avec la nature.

6. Gratitude : Remerciez votre corps pour sa sagesse et sa force, en le reconnaissant comme un temple sacré qui vous permet de faire l'expérience de la vie sur Terre.

Honorer le temple sacré de votre corps :

La Guérison du Corps Physique Arcturienne est une invitation à honorer le temple sacré de votre corps, en vous reconnectant à son intelligence innée et en éveillant le pouvoir d'auto-guérison. En prenant soin de votre corps avec amour, respect et gratitude, vous ouvrez la voie à la santé, à la vitalité et à la longévité. Faites confiance à la sagesse des Arcturiens, abandonnez-vous au processus de guérison et permettez à votre corps de devenir un canal de lumière, exprimant la beauté et la perfection de votre âme.

Chapitre 17
Guérison Émotionnelle

Les émotions sont une partie essentielle et transformatrice de l'expérience humaine, agissant comme des messagères qui révèlent nos besoins les plus profonds et nous connectent au flux de la vie. La Guérison Émotionnelle Arcturienne offre un chemin de libération et d'équilibre, permettant aux sentiments refoulés ou mal compris d'être accueillis, traités et transmutés en forces créatrices. Ce processus favorise un état de sérénité, de connaissance de soi et d'harmonie intérieure, débloquant les schémas limitants et renforçant le pouvoir de l'amour et de la joie dans chaque aspect de l'existence.

Les émotions sont des énergies en mouvement qui reflètent notre interaction avec le monde interne et externe, mais lorsqu'elles ne sont pas exprimées correctement, elles peuvent s'accumuler comme des charges énergétiques qui affectent notre santé physique, mentale et spirituelle. La Guérison Émotionnelle Arcturienne aide à libérer ces charges, permettant à des sentiments comme la peur, la tristesse et la colère d'être transformés en courage, gratitude et confiance. Ce processus commence par la pratique de l'acceptation et de l'observation attentive, où chaque émotion est reconnue comme légitime et précieuse, ouvrant la voie à une relation plus profonde et compatissante avec soi-même.

Par le biais de pratiques spécifiques telles que la respiration consciente, la méditation et les techniques de libération émotionnelle, la Guérison Émotionnelle Arcturienne favorise la purification et l'harmonisation des corps subtils, créant un espace pour que la véritable essence émotionnelle se manifeste. L'expression créative est un autre pilier de cette méthode, permettant à l'art, à l'écriture ou au mouvement d'aider à extérioriser les émotions, libérant ainsi les blocages et ouvrant la voie à de nouvelles possibilités. Ce processus culmine dans une reconnexion avec la joie et l'amour inconditionnel, vous permettant de donner un nouveau sens à vos expériences et de renforcer votre cheminement vers l'évolution et la plénitude émotionnelle.

Les Arcturiens, avec leur profonde compassion et leur sagesse, comprennent l'importance des émotions dans notre voyage évolutif. Les émotions sont des énergies en mouvement qui nous connectent à la vie, nous poussent à agir et nous permettent de faire l'expérience de la richesse de l'expérience humaine. Cependant, les émotions refoulées, les traumatismes non résolus et les schémas émotionnels limitants peuvent générer des blocages énergétiques, affectant notre santé physique, mentale et spirituelle. La Guérison Émotionnelle Arcturienne nous guide dans la libération de ces blocages, transformant les émotions en alliées dans notre cheminement de croissance et de connaissance de soi.

Comprendre vos émotions :

Chaque émotion que vous ressentez, qu'il s'agisse de joie, de tristesse, de colère ou de peur, porte un message important sur vos besoins, vos désirs et vos défis. La Guérison Émotionnelle Arcturienne vous invite à accueillir vos émotions avec compassion et curiosité, sans jugement ni résistance. En observant vos émotions avec attention, vous pourrez comprendre leurs messages, identifier leurs causes et vous libérer des schémas qui vous empêchent de vivre pleinement.

Techniques de guérison émotionnelle arcturienne :

Identification : La première étape vers la guérison émotionnelle consiste à identifier les émotions que vous ressentez. Prêtez attention aux signaux de votre corps, à vos pensées et à vos comportements. Nommez vos émotions avec clarté et précision, sans jugement.

Accueil : Accueillez vos émotions avec compassion et amour inconditionnel, en les reconnaissant comme faisant partie de votre expérience humaine. N'essayez pas de refouler ou de nier vos émotions, mais accueillez-les comme des messagères qui vous guident dans votre voyage.

Expression : Exprimez vos émotions de manière saine et authentique, que ce soit par l'écriture, l'art, le dialogue, le mouvement ou d'autres formes d'expression créative. L'expression authentique des émotions libère l'énergie bloquée et favorise la guérison.

Libération : Utilisez des techniques de libération émotionnelle, telles que la respiration consciente, la méditation et la visualisation, pour libérer les émotions refoulées et les traumatismes du passé. Les Arcturiens vous guideront dans ce processus, vous aidant à libérer les énergies denses et à transformer les émotions en lumière.

Transmutation : La transmutation est le processus de transformation des émotions négatives en émotions positives, en utilisant l'énergie de l'amour et de la compassion. Les Arcturiens vous apprennent à transmuter la colère en courage, la peur en confiance et la tristesse en gratitude, élevant ainsi votre vibration et créant une réalité plus harmonieuse.

Guérison du Soi Intérieur : La Guérison Émotionnelle Arcturienne se concentre également sur la guérison de l'enfant intérieur, cette partie de nous qui porte les blessures et les traumatismes de l'enfance. En guérissant l'enfant intérieur, vous vous libérez des schémas d'abandon, de rejet et d'insécurité, vous reconnectant à la joie, à la spontanéité et à l'amour inconditionnel.

Appliquer la guérison émotionnelle :

1. Auto-observation : Cultivez l'auto-observation, en prêtant attention à vos pensées, à vos émotions et à vos comportements.

2. Journal émotionnel : Tenez un journal émotionnel pour consigner vos émotions, identifier vos déclencheurs et suivre vos progrès dans la guérison émotionnelle.

3. Techniques de libération : Utilisez des techniques de libération émotionnelle, telles que la respiration consciente, la méditation et la visualisation, pour libérer les émotions refoulées.

4. Expression créative : Exprimez vos émotions par l'art, la musique, l'écriture ou d'autres formes d'expression créative.

5. Soins personnels : Accordez la priorité aux soins personnels, en prenant soin de votre corps, de votre esprit et de votre âme par le biais de pratiques qui vous apportent du bien-être.

6. Compassion : Cultivez la compassion envers vous-même et envers les autres, en reconnaissant que nous sommes tous engagés dans un voyage d'apprentissage et de guérison.

Se libérer pour aimer et être heureux :

La Guérison Émotionnelle Arcturienne est une invitation à vous libérer des schémas qui vous empêchent d'aimer et d'être heureux. En accueillant, en transformant et en libérant vos émotions, vous ouvrez la voie à la paix intérieure, à l'équilibre et à la plénitude. Faites confiance à la sagesse des Arcturiens, abandonnez-vous au processus de guérison et permettez à vos émotions de vous guider vers votre véritable essence.

Chapitre 18
Guérison Mentale

L'esprit est un espace illimité de création et de transformation, où chaque pensée a le pouvoir de façonner la réalité que nous expérimentons. Avec la pratique de la Guérison Mentale Arcturienne, il est possible de transcender les barrières des croyances limitantes et des schémas de pensée négatifs, accédant à un état de clarté et de sérénité mentale. Ce processus favorise l'alignement entre la conscience supérieure et le monde intérieur, permettant à l'esprit de devenir un canal de manifestation consciente, rempli de paix et de créativité. De cette reconnexion émerge la capacité de créer une réalité plus alignée sur vos rêves et votre objectif.

Les pensées que nous cultivons sont des graines semées dans notre champ mental, et il appartient à chacun de décider lesquelles nourrir. Les pensées positives et alignées sur des intentions constructives s'épanouissent en expériences d'accomplissement et d'harmonie, tandis que celles enracinées dans la peur ou le doute génèrent des obstacles. La pratique de la Guérison Mentale Arcturienne enseigne à observer l'esprit avec pleine conscience, en reconnaissant les schémas qui ne servent plus la croissance et en les reprogrammant avec des croyances fortifiantes. Cette transformation est la clé pour se libérer des cycles d'anxiété et d'auto-sabotage, ouvrant un espace à l'épanouissement des idées et des réalisations.

Avec l'utilisation d'outils tels que la méditation, la visualisation et la reprogrammation des croyances, l'esprit est entraîné à s'aligner sur les vibrations les plus élevées, permettant à la sagesse intérieure et à la concentration mentale de s'intégrer au quotidien. La pratique constante de ces techniques non seulement favorise le calme et l'équilibre, mais élargit également la capacité d'accéder à des intuitions et des solutions créatives aux défis de la vie. Ainsi, l'esprit cesse d'être un espace d'inquiétude pour devenir un temple de sérénité et de manifestation, où la paix et le pouvoir cohabitent harmonieusement.

Les Arcturiens, avec leur compréhension avancée de l'esprit humain, nous enseignent que nos pensées sont comme des graines que nous plantons dans notre jardin mental. Les pensées positives et constructives génèrent des fruits de bonheur, d'abondance et d'accomplissement, tandis que les pensées négatives et limitantes créent des mauvaises herbes qui étouffent notre potentiel et nous empêchent de nous épanouir. La Guérison Mentale Arcturienne nous donne le pouvoir de cultiver un jardin mental fertile et abondant, où la paix intérieure, la clarté et la créativité s'épanouissent en harmonie.

Maîtriser ses pensées :

L'esprit humain est un outil puissant, capable de créer des réalités merveilleuses ou de nous emprisonner dans des cycles de souffrance. La Guérison Mentale Arcturienne nous invite à prendre le contrôle de nos pensées, en prenant conscience des schémas mentaux qui nous limitent et en cultivant des pensées positives et constructives qui nous propulsent vers nos rêves.

Techniques de Guérison Mentale Arcturienne :

Observation : La première étape vers la guérison mentale est d'observer vos pensées sans jugement. Prêtez attention à vos dialogues internes, identifiez les schémas de pensée qui se répètent et reconnaissez les croyances limitantes qui vous empêchent d'atteindre votre plein potentiel.

Reprogrammation : Une fois que vous avez identifié les croyances limitantes, il est temps de les reprogrammer. Utilisez des affirmations positives, des visualisations et des techniques de PNL (Programmation Neuro-Linguistique) pour remplacer les croyances négatives par des croyances qui vous responsabilisent et vous propulsent vers vos objectifs.

Méditation : La méditation est un outil puissant pour calmer l'esprit, réduire le stress et cultiver la paix intérieure.

Grâce à la méditation, vous pouvez vous connecter à votre sagesse intérieure, recevoir des intuitions et accéder à des états de conscience plus élevés.

Visualisation : La visualisation est une technique qui utilise le pouvoir de l'imagination pour créer la réalité que vous désirez. Visualisez-vous en train d'atteindre vos objectifs, en vivant avec santé, abondance et bonheur. La visualisation envoie un signal clair à l'univers, attirant dans votre vie les personnes, les situations et les opportunités qui résonnent avec vos rêves.

Guérison Énergétique : Les Arcturiens utilisent des techniques de guérison énergétique pour harmoniser vos chakras, équilibrer vos corps subtils et dissoudre les schémas d'énergie négative qui peuvent affecter votre santé mentale et émotionnelle.

Appliquer la Guérison Mentale :

1. Pleine Conscience : Cultivez la pleine conscience en observant vos pensées sans jugement.

2. Journal de Pensées : Tenez un journal de pensées pour enregistrer vos schémas mentaux, identifier les croyances limitantes et suivre vos progrès en matière de guérison mentale.

3. Affirmations : Utilisez des affirmations positives pour reprogrammer les croyances limitantes et renforcer les pensées constructives.

4. Méditation : Pratiquez la méditation régulièrement pour calmer l'esprit, réduire le stress et cultiver la paix intérieure.

5. Visualisation : Utilisez la visualisation pour créer la réalité que vous désirez, en vous imaginant atteindre vos objectifs et vivre pleinement.

6. Gratitude : Cultivez la gratitude pour vos pensées positives et les opportunités que la vie vous offre.

Cultiver un esprit serein et puissant est un acte de profond soin de soi et de maîtrise de soi. En intégrant les pratiques de Guérison Mentale Arcturienne à votre routine, vous accédez à un état d'équilibre intérieur qui se reflète directement sur la qualité de votre vie et de vos réalisations. Chaque pensée réalignée, chaque croyance transformée, est un pas vers une existence plus consciente et harmonieuse. Dans ce processus, l'esprit devient un terrain fertile où les rêves et les intentions s'épanouissent, vous connectant au potentiel infini de l'univers et permettant à la paix et à la clarté d'être les fondements de votre voyage.

Chapitre 19
Guérison Spirituelle

La spiritualité est l'essence qui relie chaque être à l'infini, révélant la présence divine qui imprègne toutes choses. Grâce à la Guérison Spirituelle Arcturienne, ce lien sacré est intensifié, conduisant à l'expansion de la conscience et à l'éveil de la vraie nature intérieure. Ce processus transcende les limitations imposées par l'ego, dissout les blocages énergétiques et élargit la perception de l'unité avec le Divin. Avec des pratiques qui élèvent la vibration et alignent les corps physique, mental et énergétique, il devient possible d'accéder à une dimension de paix, de sagesse et d'amour inconditionnel, fondamentale pour l'évolution de l'âme et pour la réalisation du but supérieur.

Le voyage spirituel commence par la reconnaissance que l'essence divine habite en chaque être. Cette conscience permet de surmonter les illusions qui génèrent la peur, le doute et la séparation, guidant vers une vie plus alignée sur les valeurs de la compassion et de la connaissance de soi. La Guérison Spirituelle Arcturienne aide à cet éveil par le biais de pratiques qui harmonisent les chakras, renforcent la connexion avec le Soi Supérieur et favorisent une purification énergétique profonde. Ainsi, l'individu se libère des schémas limitants, s'ouvrant à une expérience de vie plus expansive, en harmonie avec les royaumes supérieurs et la sagesse de l'univers.

En intégrant des techniques telles que la méditation, le travail avec les guides spirituels et l'activation de la Merkaba, la Guérison Spirituelle transforme le corps en un véhicule de lumière capable d'accéder à des dimensions plus élevées. Ces pratiques non seulement favorisent la paix intérieure, mais créent également un alignement profond avec la mission de l'âme, aidant à manifester les talents et les dons uniques de chaque être. Ce voyage d'ascension n'est pas seulement individuel, mais aussi une contribution à l'élévation collective de la conscience planétaire, une étape essentielle dans la construction d'un avenir plus harmonieux et éclairé.

Les Arcturiens, êtres de lumière qui vibrent dans des dimensions supérieures, comprennent la spiritualité comme l'essence de la vie, la force qui nous relie à la source divine et nous propulse vers l'évolution. La Guérison Spirituelle Arcturienne nous invite à transcender les limitations de l'ego, à nous éveiller à notre vraie nature et à manifester notre potentiel divin. C'est un voyage de connaissance de soi, de guérison et d'expansion de la conscience qui nous conduit à l'union avec le Divin et à la réalisation de notre objectif d'âme.

Éveiller la Conscience :

L'éveil de la conscience est un processus graduel qui commence par la reconnaissance de notre vraie nature divine. C'est un appel à transcender les illusions de l'ego, à se libérer des croyances limitantes et à se connecter à la sagesse, à l'amour et à la paix qui résident en nous. La Guérison Spirituelle Arcturienne nous aide dans ce processus, en élevant notre vibration, en purifiant nos corps subtils et en ouvrant nos cœurs à l'expérience du Divin.

Techniques de Guérison Spirituelle Arcturienne :

Méditation : La méditation est une pratique fondamentale pour l'éveil de la conscience et la connexion avec le Soi Supérieur. Grâce à la méditation, vous pouvez calmer l'esprit, faire taire l'ego et accéder à des états de conscience plus élevés, où l'intuition, la sagesse et la connexion avec le Divin se manifestent avec clarté.

Connexion avec le Soi Supérieur : Le Soi Supérieur est votre essence divine, votre étincelle divine qui réside dans les dimensions supérieures. Grâce à la Guérison Spirituelle Arcturienne, vous pouvez renforcer votre connexion avec le Soi Supérieur, en recevant des conseils, une guérison et une inspiration pour votre voyage.

Guérison des Chakras : Les chakras sont des centres d'énergie qui relient le corps physique aux corps subtils. La Guérison Spirituelle Arcturienne utilise des techniques pour harmoniser et équilibrer les chakras, favorisant la libre circulation de l'énergie vitale et l'éveil de la conscience.

Travail avec les Guides Spirituels : Les guides spirituels sont des êtres de lumière qui nous accompagnent dans notre voyage évolutif, offrant conseils, protection et soutien. La Guérison Spirituelle Arcturienne nous enseigne à nous connecter avec nos guides spirituels, à recevoir leurs messages et à apprendre de leur sagesse.

Activation de la Merkaba : La Merkaba est le véhicule de lumière qui nous transporte vers des dimensions supérieures. La Guérison Spirituelle Arcturienne utilise des techniques pour activer la Merkaba, facilitant le voyage astral, l'ascension spirituelle et la connexion avec les royaumes supérieurs.

Appliquer la Guérison Spirituelle :

1. Pratique Spirituelle : Cultivez une pratique spirituelle quotidienne, comme la méditation, la prière, l'étude de textes sacrés ou la connexion avec la nature.

2. Intention : Définissez l'intention de vous connecter à votre essence divine et de suivre le chemin de l'ascension.

3. Méditation : Méditez régulièrement pour calmer l'esprit, faire taire l'ego et accéder à des états de conscience plus élevés.

4. Invocation : Invoquez la présence des Arcturiens et de vos guides spirituels, en demandant des conseils et de l'aide dans votre voyage spirituel.

5. Connaissance de Soi : Consacrez-vous à la connaissance de soi, en explorant vos croyances, vos valeurs et votre but dans la vie.

6. Service : Mettez vos dons et vos talents au service des autres, en contribuant à l'élévation de la conscience planétaire.

La Guérison Spirituelle est une invitation à la réintégration avec l'essence divine qui habite en chaque être, un voyage de redécouverte qui transcende les limites et nous aligne sur le but supérieur de l'existence. Au fur et à mesure que nous nous plongeons dans les pratiques et que nous nous laissons guider par la sagesse arcturienne, la vie prend une nouvelle perspective, pleine de sens, de clarté et de connexion avec le Tout. Sur ce chemin, non seulement nous nous éveillons à notre nature spirituelle, mais nous devenons également des catalyseurs de transformation et de lumière pour le monde, manifestant une réalité plus harmonieuse et en accord avec les principes universels d'amour et d'unité.

Chapitre 20
Guérison de l'Âme

L'âme, centre de notre essence divine, garde la totalité de nos expériences, celles qui nous ont élevés comme celles qui nous ont mis au défi. Sa nature éternelle reflète un voyage d'apprentissage et de croissance continus, marqué par des cycles de lumière et d'ombre. La Guérison de l'Âme Arcturienne offre un chemin profond et transformateur pour libérer les blessures, les traumatismes et les schémas karmiques qui peuvent obscurcir votre lumière et limiter votre potentiel. Ce processus favorise une reconnexion amoureuse avec votre être le plus authentique, éveillant la capacité de vivre pleinement, aligné avec la sagesse et l'amour inconditionnel qui imprègnent l'univers.

Les blessures de l'âme, souvent enracinées dans des expériences de cette vie ou d'autres vies, peuvent se manifester par des peurs persistantes, des sentiments d'inadéquation, des schémas d'autosabotage ou des difficultés à se connecter profondément à l'amour et à la joie. Reconnaître ces blessures est le premier pas dans le voyage de guérison. Avec le soutien compatissant des Arcturiens, il est possible d'accéder à des souvenirs significatifs, de comprendre les origines des blocages et de les transformer en apprentissages enrichissants. Sur ce chemin, des pratiques telles que la régression, le pardon et l'intégration de l'ombre agissent comme des outils puissants pour libérer l'énergie dense et restaurer l'harmonie intérieure.

En accueillant la totalité de votre être - lumière et ombre - vous vous ouvrez à l'expérience de l'amour inconditionnel, la force primordiale qui guérit, transforme et unit. Cet amour, lorsqu'il est dirigé vers soi et vers tous les êtres, dissout les barrières de l'ego, vous permettant de vous percevoir comme une partie inséparable d'un tout plus grand. La Guérison de l'Âme Arcturienne invite à la pratique intentionnelle du pardon, à l'acceptation amoureuse de toutes les facettes de votre existence et à la manifestation consciente de votre essence divine. Ainsi, l'âme trouve sa plénitude, rayonnant de lumière, de sagesse et de paix dans chaque aspect de votre voyage.

L'âme, l'étincelle divine qui réside en nous, porte l'histoire de nos expériences, nos joies, nos peines et nos apprentissages au cours d'innombrables vies. Des blessures émotionnelles profondes, des traumatismes non résolus et des schémas karmiques peuvent créer des blocages dans l'âme, nous empêchant de manifester notre véritable essence et de vivre pleinement. La Guérison de l'Âme Arcturienne nous invite à plonger dans les profondeurs de notre être, en reconnaissant et en guérissant les blessures de l'âme, en nous libérant des schémas limitants et en nous éveillant à la lumière, à l'amour et à la sagesse qui résident en nous.

Reconnaître les Blessures de l'Âme:

Les blessures de l'âme se manifestent de diverses manières, comme des schémas d'autosabotage, des difficultés à se connecter à l'amour, la peur du rejet, des sentiments de culpabilité et de honte, entre autres. La Guérison de l'Âme Arcturienne nous aide à reconnaître ces blessures, à comprendre leurs origines et à libérer les énergies bloquées qui nous empêchent de vivre pleinement.

Techniques de Guérison de l'Âme Arcturienne:

Régression: La régression, guidée par les Arcturiens, vous permet d'accéder à des souvenirs de vies passées, en identifiant l'origine des schémas karmiques, des traumatismes et des blocages qui se manifestent dans votre vie présente. En comprenant la racine de ces schémas, vous pouvez libérer les énergies bloquées et initier le processus de guérison de l'âme.

Pardon: Le pardon est un baume pour l'âme, nous libérant du poids du passé et ouvrant un espace pour la guérison et l'amour. Pardonner à soi et aux autres pour les douleurs et les blessures du passé, qu'elles soient de cette vie ou de vies antérieures, permet à l'âme de se libérer des liens du ressentiment et de la culpabilité, trouvant la paix intérieure et la liberté.

Intégration de l'Ombre: L'ombre est la partie de nous que nous rejetons, que nous cachons à nous-mêmes et aux autres. Elle contient nos peurs, nos insécurités, nos colères et toutes les émotions et qualités que nous considérons négatives ou inacceptables. La Guérison de l'Âme Arcturienne nous invite à intégrer l'ombre, en la reconnaissant comme faisant partie de nous-mêmes et en l'accueillant avec amour et compassion. En intégrant l'ombre, nous retrouvons la totalité de notre être, accédant à la force, à la créativité et à la sagesse qui étaient cachées en nous.

Éveil de l'Amour Inconditionnel: L'amour inconditionnel est la force la plus puissante de l'univers, capable de guérir toutes les blessures et de nous connecter à notre essence divine. La Guérison de l'Âme Arcturienne nous aide à éveiller l'amour inconditionnel pour nous-mêmes et pour tous les êtres, transcendant les barrières de l'ego et ouvrant nos cœurs à l'expérience de l'unité.

Appliquer la Guérison de l'Âme:

1. Intention: Définissez l'intention de guérir votre âme, en vous libérant des schémas karmiques et en vous éveillant à la plénitude de votre être.

2. Connexion: Connectez-vous à l'énergie arcturienne par la méditation, la respiration consciente et l'invocation.

3. Connaissance de Soi: Consacrez-vous à la connaissance de soi, en explorant vos émotions, vos pensées et vos comportements.

4. Pardon: Pratiquez le pardon, en vous libérant du poids du passé et en ouvrant un espace pour la guérison et l'amour.

5. Intégration de l'Ombre: Reconnaissez et accueillez votre ombre, en l'intégrant avec amour et compassion.

6. Amour Inconditionnel: Cultivez l'amour inconditionnel pour vous-même et pour tous les êtres, en ouvrant votre cœur à l'expérience de l'unité.

La Guérison de l'Âme Arcturienne est une invitation à s'éveiller à la plénitude de votre être, en vous reconnectant à votre essence divine, en vous libérant des schémas karmiques et en ouvrant votre cœur à l'amour inconditionnel. En guérissant votre âme, vous emprunterez le chemin de l'ascension, manifestant votre véritable essence et cocréant un avenir de lumière, d'harmonie et d'abondance. Ayez confiance en la sagesse des Arcturiens, abandonnez-vous au processus de guérison et permettez à votre âme de s'épanouir, rayonnante et libre, vers la lumière.

Chapitre 21
Guérison de la Planète

La conscience humaine a le pouvoir de transcender les limites de l'individualisme et d'embrasser une connexion plus profonde avec la planète, en la reconnaissant comme un être vivant, conscient et interconnecté avec tous ses habitants. La guérison planétaire n'est pas seulement une responsabilité, mais un appel à la transformation collective, où chaque action, pensée et intention résonne dans le réseau d'énergies qui soutient la Terre. Grâce à la sagesse arcturienne, nous sommes invités à accéder à un état élevé de conscience qui nous permet de percevoir Gaïa comme une force vivante, pulsante et compatissante, qui nous nourrit et nous soutient. Avec cette perception, l'opportunité se présente d'harmoniser les énergies telluriques, de restaurer les cycles naturels et de contribuer à un avenir équilibré et durable.

En intégrant des pratiques de guérison énergétique, des méditations dirigées et une connexion profonde avec les élémentaux de la nature, nous éveillons notre capacité à agir comme catalyseurs de la régénération planétaire. À travers ces pratiques, nous pouvons visualiser les énergies arcturiennes circulant à travers la planète, purifiant les zones blessées et revitalisant le réseau vital qui relie tous les êtres. Nous reconnaissons que chaque acte de gratitude, de soin et de respect pour la nature a un impact tangible sur la santé de Gaïa, résonnant dans toutes les dimensions de l'existence. Ainsi, la guérison de la planète n'est pas seulement une solution aux défis écologiques, mais un chemin vers l'élévation collective, où l'amour, la compassion et la responsabilité convergent pour créer une réalité de paix et d'harmonie.

Comprendre la Terre comme un système interconnecté nous inspire à adopter des actions conscientes au quotidien, en promouvant des pratiques durables et en honorant la vie sous toutes ses formes. Que ce soit par la réduction de la consommation, l'utilisation consciente des ressources naturelles ou l'éducation sur l'importance de la préservation de l'environnement, chaque geste contribue à la restauration de l'équilibre écologique. L'énergie aimante de Gaïa et le soutien des Arcturiens nous rappellent qu'en guérissant la planète, nous nous guérissons aussi nous-mêmes, car nous sommes intrinsèquement liés à la Terre en corps, âme et esprit. Il s'agit d'un voyage de co-création, où la vision d'un avenir radieux et harmonieux devient une réalité manifestée par l'union des efforts et la conscience éveillée.

Les Arcturiens, avec leur vision holistique et compatissante, comprennent la Terre comme un être vivant, conscient et interconnecté avec tous les êtres qui l'habitent. Gaïa, l'âme de la planète, est une force puissante qui nous nourrit, nous soutient et nous guide dans notre voyage évolutif. Cependant, la pollution, l'exploitation effrénée des ressources naturelles et la disharmonie dans la conscience collective ont causé de profondes blessures à Gaïa, affectant l'équilibre écologique et la santé de la planète. La Guérison de la Planète Arcturienne nous invite à nous éveiller à notre responsabilité en tant que gardiens de la Terre, en unissant nos cœurs et nos esprits pour guérir les blessures du passé, restaurer l'équilibre et co-créer un avenir durable et harmonieux pour tous les êtres.

Se Connecter à la Conscience Gaïa:

La Conscience Gaïa est l'âme de la planète, une force vivante et intelligente qui imprègne tous les êtres et écosystèmes de la Terre. En nous connectant à Gaïa, nous nous éveillons à l'interconnexion de toutes les formes de vie, reconnaissant que nous faisons partie d'un tout plus grand et que nos actions ont un impact direct sur la santé de la planète. La Guérison de la Planète Arcturienne nous enseigne à nous syntoniser avec la vibration de

Gaïa, en écoutant ses messages, en honorant sa sagesse et en contribuant à sa guérison et à son bien-être.

Techniques de Guérison de la Planète Arcturienne:

Méditation Planétaire: La méditation planétaire est une pratique puissante pour se connecter à la Conscience Gaïa, envoyer de la lumière et de la guérison à la planète et co-créer un avenir harmonieux pour tous les êtres. Visualisez la Terre enveloppée dans un manteau de lumière, imaginez les forêts luxuriantes, les océans cristallins et tous les êtres vivants vibrant en harmonie. Envoyez de l'amour et de la gratitude à Gaïa, en reconnaissant sa sagesse et sa force.

Guérison Énergétique de la Terre: Les Arcturiens utilisent des techniques de guérison énergétique pour harmoniser les énergies telluriques, purifier les points d'énergie de la planète et restaurer l'équilibre des écosystèmes. Visualisez l'énergie arcturienne circulant à travers la Terre, guérissant les blessures du passé, éliminant les blocages énergétiques et revitalisant la planète.

Alignement avec les Élémentaux: Les élémentaux sont les esprits de la nature qui habitent la terre, l'eau, le feu et l'air. Ils sont les gardiens de la nature et peuvent aider à la guérison de la planète. Connectez-vous avec les élémentaux, en honorant leur sagesse et en sollicitant leur collaboration dans la guérison de la Terre.

Co-création d'un Avenir Durable: La Guérison de la Planète Arcturienne nous invite à co-créer un avenir durable, où l'humanité vit en harmonie avec la nature, en respectant tous les êtres vivants et en utilisant les ressources naturelles de manière consciente et responsable. Visualisez un avenir où l'abondance, la paix et l'harmonie prévalent, et agissez au quotidien pour manifester cette réalité.

Appliquer la Guérison de la Planète:

1. Connexion: Connectez-vous à la Conscience Gaïa par la méditation, le contact avec la nature et l'expression de gratitude pour la vie.

2. Guérison Énergétique: Envoyez de la lumière et de la guérison à la planète par la visualisation, la méditation planétaire et l'utilisation de cristaux.

3. Actions Durables: Adoptez des pratiques durables au quotidien, comme réduire la consommation, réutiliser les matériaux, recycler, planter des arbres et consommer des produits biologiques et de production locale.

4. Respect de la Nature: Cultivez le respect de tous les êtres vivants, en préservant la nature et en protégeant les animaux.

5. Conscience Collective: Partagez vos connaissances sur la guérison de la planète, en inspirant d'autres personnes à se joindre à cette mission d'amour et de guérison.

La Guérison de la Planète Arcturienne est un appel à nous éveiller en tant que gardiens de la Terre, en unissant nos cœurs et nos esprits pour guérir les blessures du passé, restaurer l'équilibre et co-créer un avenir durable et harmonieux pour tous les êtres. Ayez confiance en la sagesse des Arcturiens, abandonnez-vous au flux de la vie et permettez à l'énergie aimante de Gaïa de vous guider dans votre voyage de guérison et d'ascension. Ensemble, nous pouvons créer un avenir radieux pour notre planète et pour toutes les formes de vie qui l'habitent.

Chapitre 22
La Guérison à Distance

La guérison à distance transcende les barrières de l'espace et du temps, permettant à l'énergie d'amour et de guérison d'atteindre toute personne, animal ou situation, indépendamment de sa localisation physique. Ce processus est une expression directe du principe d'interconnexion universelle, dans lequel tous les êtres sont reliés par un réseau invisible d'énergie. Grâce à une intention claire, une visualisation focalisée et une connexion aux plans supérieurs, il est possible de canaliser des énergies transformatrices qui favorisent l'équilibre, l'harmonisation et la restauration. Cette pratique, amplifiée par la sagesse arcturienne, nous offre un puissant moyen d'exercer un impact positif tant au niveau individuel que collectif, apportant soulagement et bien-être à ceux qui en ont le plus besoin.

Les Arcturiens, avec leur profonde compréhension multidimensionnelle, enseignent que la guérison à distance est soutenue par la force de l'intention pure, qui agit comme un catalyseur pour diriger l'énergie avec précision et efficacité. Grâce à cette technique, nous sommes capables de créer un lien énergétique avec ceux que nous souhaitons aider, en canalisant la lumière et l'amour qui s'adaptent aux besoins spécifiques de chaque être ou situation. Cette connexion ne dépend pas des limitations physiques ou temporelles, mais s'établit à travers la résonance de nos vibrations avec le réseau énergétique universel. Ainsi, en pratiquant la guérison à distance, nous devenons des canaux conscients de transformation, amplifiant les possibilités de bien-être et d'équilibre.

Pour appliquer la guérison à distance de manière éthique et efficace, il est fondamental de respecter le libre arbitre et le processus unique de chaque être. Avant d'envoyer de l'énergie, connectez-vous à votre propre source interne de lumière, en invoquant la présence aimante des Arcturiens pour guider et amplifier vos intentions. Visualisez la personne, l'animal ou la situation enveloppés d'une lumière rayonnante, en imaginant l'énergie circuler doucement et favoriser la guérison et l'harmonie. Que ce soit pour aider quelqu'un en souffrance, restaurer l'équilibre d'un lieu ou contribuer à la régénération planétaire, chaque acte de guérison est aussi un acte d'amour inconditionnel. Par cette pratique, nous développons notre capacité à servir et à participer à la construction d'un monde plus harmonieux et rempli de lumière.

Les Arcturiens, avec leur technologie avancée et leur compréhension de l'énergie multidimensionnelle, maîtrisent l'art de la guérison à distance. Ils nous enseignent que l'énergie ne se limite pas à l'espace physique, et qu'elle peut être envoyée et dirigée par l'intention, la visualisation et la connexion aux plans supérieurs. La Guérison à Distance Arcturienne nous permet de transcender les limitations physiques, en faisant de nous des canaux de guérison et d'amour pour ceux qui en ont besoin, qu'ils soient proches ou lointains.

Principes de la Guérison à Distance :

Interconnexion: La Guérison à Distance est basée sur le principe de l'interconnexion de tous les êtres et de toutes choses. Nous sommes tous connectés par une toile énergétique invisible, et l'énergie que nous envoyons aux autres résonne dans tout l'univers.

Intention: L'intention est la force motrice de la guérison à distance. Définissez clairement votre intention d'envoyer la guérison, l'amour et l'harmonisation à la personne, à l'animal ou à la situation que vous souhaitez aider.

Visualisation: La visualisation est un outil puissant pour diriger l'énergie de guérison. Imaginez la personne ou la situation que vous souhaitez guérir, en l'enveloppant de lumière et en envoyant de l'énergie d'amour.

Connexion avec les Arcturiens: Invoquez la présence des Arcturiens, en demandant leur assistance et leurs conseils pour la guérison à distance. Visualisez l'énergie arcturienne circuler à travers vous, amplifiant le pouvoir de guérison.

Techniques de Guérison à Distance :

Envoi d'Énergie: Asseyez-vous ou allongez-vous confortablement, fermez les yeux et connectez-vous à l'énergie arcturienne. Visualisez la personne ou la situation que vous souhaitez guérir, en l'enveloppant de lumière et en envoyant de l'énergie d'amour à travers vos mains ou votre chakra du cœur.

Traitement à Distance: Effectuez un traitement complet à distance, en utilisant les techniques de guérison arcturienne que vous avez déjà apprises, comme l'imposition des mains éthériques, la chirurgie énergétique, la chromothérapie et la guérison par les cristaux. Visualisez la personne recevant le traitement, ressentant les bienfaits de la guérison.

Guérison Planétaire: Envoyez de l'énergie de guérison à la planète Terre, en visualisant Gaïa enveloppée de lumière, harmonisant les énergies telluriques et favorisant l'équilibre écologique.

Guérison de l'Humanité: Envoyez de l'énergie de guérison à l'humanité, en visualisant tous les êtres humains connectés dans l'amour, la paix et l'harmonie.

Éthique de la Guérison à Distance :

Permission: Avant d'envoyer de la guérison à distance à quelqu'un, demandez la permission à la personne ou à son Soi Supérieur. Respectez le libre arbitre de chacun.

Intention Pure: Envoyez la guérison avec une intention pure, sans attachement au résultat. Faites confiance à la sagesse de l'univers et à la capacité d'autoguérison de chaque être.

Responsabilité: Reconnaissez que vous êtes un canal de guérison, mais que la vraie guérison vient de l'intérieur de chaque être. Ne vous responsabilisez pas du processus de guérison de l'autre.

Application de la Guérison à Distance :

1. Préparation: Préparez-vous à la guérison à distance en créant un espace sacré, en vous connectant à votre cœur et en invoquant la présence des Arcturiens.

2. Intention: Définissez clairement votre intention pour la guérison à distance, en spécifiant la personne, l'animal ou la situation que vous souhaitez aider.

3. Visualisation: Visualisez la personne ou la situation que vous souhaitez guérir, en l'enveloppant de lumière et en envoyant de l'énergie d'amour.

4. Techniques: Utilisez les techniques de Guérison à Distance Arcturienne qui résonnent avec vous, comme l'envoi d'énergie, le traitement à distance et la guérison planétaire.

5. Gratitude: Remerciez les Arcturiens pour leur assistance et l'univers pour l'opportunité d'être un canal de guérison et d'amour.

La Guérison à Distance Arcturienne étend la portée de la guérison, vous permettant de contribuer au bien-être des personnes, des animaux et de la planète dans son ensemble. En maîtrisant cette technique, vous devenez un agent de guérison et de transformation, apportant lumière et amour à tous les coins de l'univers. Faites confiance à la sagesse des Arcturiens, abandonnez-vous au flux de l'énergie de guérison et laissez l'amour inconditionnel guider vos actions.

Chapitre 23
Technologie Arcturienne

Les secrets de la Technologie Arcturienne révèlent une dimension de guérison et d'évolution qui intègre la science avancée et les principes spirituels en parfaite harmonie. Grâce à des dispositifs extraordinaires et des méthodes révolutionnaires, les Arcturiens offrent un aperçu d'un avenir où le bien-être est abordé de manière holistique, en tenant compte du corps, de l'esprit et de l'âme. L'essence de cette technologie réside dans la manipulation précise des énergies vibratoires, des lumières et des sons, capables de rééquilibrer l'être humain à des niveaux profonds. Plus que de simples outils, ces ressources sont des extensions de la conscience supérieure des Arcturiens, utilisées pour aider l'humanité dans son voyage d'ascension et d'expansion de la conscience.

Les chambres de guérison illustrent ce pouvoir transformateur. Conçues avec une technologie qui transcende les lois connues de la physique, ces structures émettent des vibrations qui agissent directement sur les cellules, les tissus et les corps énergétiques, favorisant la régénération et le bien-être à tous les niveaux. Ces dispositifs sophistiqués vont au-delà de l'aspect physique, en aidant à dissoudre les traumatismes émotionnels et à débloquer les potentiels spirituels. De plus, les cristaux éthériques sont un autre composant vital de cette technologie, fonctionnant comme des sources d'énergie multidimensionnelle. Ils amplifient la vibration de l'individu, rétablissent l'équilibre des chakras et activent les codes de lumière dormants dans l'ADN, ce qui contribue à un état d'harmonie et de plénitude.

La connexion aux dimensions supérieures est également un aspect central de la Technologie Arcturienne. Grâce aux portails dimensionnels, ces êtres avancés peuvent accéder à différentes réalités et partager leur sagesse avec d'autres civilisations. Ces portails non seulement facilitent le déplacement entre les mondes, mais aussi élargissent la perception humaine, permettant un contact plus intime avec des niveaux d'existence élevés. L'utilisation de sondes énergétiques pour le diagnostic et la guérison démontre la précision de ces pratiques, en identifiant les blocages et en effectuant des ajustements fins dans les corps subtils. Chaque innovation reflète une approche éthique et compatissante, renforçant l'engagement arcturien envers la préservation et l'avancement de la vie dans sa forme la plus élevée.

La Technologie Arcturienne n'est pas seulement une démonstration de progrès technique; elle représente un modèle de la façon dont la science et la spiritualité peuvent coexister pour transformer des vies. La sagesse de ces maîtres interdimensionnels n'est pas limitée par la dualité ou les restrictions de la pensée humaine. Au lieu de cela, elle nous invite à repenser notre vision de la santé, de l'évolution et du but, en offrant des outils pour co-créer un avenir où l'amour et la conscience guident l'humanité vers la plénitude.

Les Arcturiens, avec leur civilisation avancée et leur profonde connaissance de l'univers, maîtrisent des technologies qui semblent de la science-fiction à nos yeux. Mais pour eux, la technologie est une extension de la conscience, un outil pour manifester l'amour, la guérison et l'évolution. La Technologie Arcturienne est basée sur la manipulation de l'énergie, de la vibration et de la conscience, utilisant des fréquences, des cristaux, la lumière et le son pour favoriser l'harmonisation, l'équilibre et l'ascension.

CHAMBRES DE GUÉRISON :

Les chambres de guérison arcturiennes sont des dispositifs avancés qui utilisent des fréquences lumineuses, sonores et vibratoires pour favoriser la guérison physique, émotionnelle et spirituelle. Imaginez-vous entrer dans une chambre de guérison, enveloppé de lumières multicolores, de sons harmonieux et de vibrations subtiles qui pénètrent chaque cellule de votre être, éliminant les blocages, régénérant les tissus et élevant votre vibration. Les chambres de guérison arcturiennes peuvent aider au traitement des maladies, au rajeunissement, à l'activation de l'ADN et à l'expansion de la conscience.

CRISTAUX ÉTHÉRIQUES :

Les cristaux éthériques sont des formes d'énergie cristalline qui vibrent dans des dimensions supérieures, émettant des fréquences qui favorisent la guérison et l'ascension. Les Arcturiens utilisent des cristaux éthériques dans leurs technologies de guérison, amplifiant l'énergie, harmonisant les chakras et activant les codes de lumière dans l'ADN. Imaginez un cristal éthérique projeté sur votre corps, dissolvant les blocages énergétiques, équilibrant vos corps subtils et élevant votre vibration.

SONDES ÉNERGÉTIQUES :

Les sondes énergétiques sont des instruments utilisés par les Arcturiens pour effectuer des diagnostics et des traitements énergétiques précis. Imaginez une sonde énergétique parcourant votre champ énergétique, identifiant les blocages, les déséquilibres et les schémas de maladie. Les sondes énergétiques peuvent être utilisées pour éliminer les énergies négatives, réparer les dommages dans les corps subtils et favoriser la guérison à des niveaux profonds.

PORTAILS DIMENSIONNELS :

Les portails dimensionnels sont des ouvertures dans le tissu de l'espace-temps qui permettent de voyager entre différentes dimensions. Les Arcturiens utilisent des portails dimensionnels pour accéder à la Terre et à d'autres planètes, apportant leur sagesse et leur technologie pour aider à l'évolution de l'humanité. Imaginez traverser un portail dimensionnel, accéder à des réalités supérieures et étendre votre conscience au-delà des limites de la troisième dimension.

Autres technologies arcturiennes :

Vaisseaux spatiaux: Les vaisseaux spatiaux arcturiens sont des véhicules avancés qui utilisent l'énergie pour se déplacer dans l'espace, transcendant les lois de la physique que nous connaissons. Ils sont capables de voyager à travers des portails dimensionnels, d'accéder à différentes réalités et d'effectuer des missions de guérison et d'assistance planétaire.

Robots arcturiens: Les Arcturiens utilisent des robots avancés pour les aider dans leurs tâches, effectuant des travaux qui exigent précision, force ou résistance. Ces robots sont programmés avec intelligence artificielle et compassion, agissant en harmonie avec les êtres humains et la nature.

Technologie de communication: Les Arcturiens communiquent par télépathie, canalisation et technologies avancées qui permettent la transmission d'informations instantanément, quelle que soit la distance.

L'éthique de la technologie arcturienne :

La Technologie Arcturienne est utilisée avec sagesse, compassion et respect de la vie. Les Arcturiens se soucient de l'éthique et de la sécurité dans toutes leurs actions, s'assurant que la technologie est utilisée pour le bien de l'humanité et de la planète.

La Technologie Arcturienne nous offre un aperçu de l'avenir de la guérison, où la science et la spiritualité s'unissent pour promouvoir le bien-être, l'évolution et l'ascension. En nous ouvrant à cette nouvelle ère de guérison, nous élargissons notre conscience, éveillons notre potentiel divin et co-créons un avenir radieux pour l'humanité.

Chapitre 24
Saut Quantique

Le Saut Quantique représente une transformation profonde et expansive de la conscience humaine, permettant de transcender les limitations tridimensionnelles et de se connecter directement à la nature multidimensionnelle de l'être. Il s'agit d'un processus dynamique et accéléré, dans lequel la vibration énergétique individuelle est élevée à des fréquences supérieures, débloquant de nouvelles perceptions, compétences et réalités. Dans cet état élevé, les frontières rigides de l'expérience humaine se dissolvent, révélant un univers interconnecté où le potentiel illimité de chaque individu peut se manifester. Cette transformation n'est pas simplement un événement unique, mais une invitation continue à vivre en alignement avec des dimensions supérieures de l'existence et à accéder à une compréhension plus globale de la réalité.

Le rôle des Arcturiens dans ce processus est fondamental, car ils agissent comme des guides compatissants et des maîtres de l'ascension. L'énergie émise par ces êtres vibrationnels élevés facilite l'ajustement progressif de la fréquence humaine, permettant à la transition de se produire de manière sûre et harmonieuse. Grâce à des technologies avancées et à des méthodes telles que l'activation de l'ADN, les Arcturiens réveillent les codes de lumière qui résident endormis dans le noyau génétique, élargissant la perception et préparant l'individu à un niveau supérieur de conscience. De plus, leurs pratiques de guérison énergétique agissent sur la libération des blocages et l'harmonisation des corps subtils, créant un champ énergétique propice au saut vibrationnel.

Cet éveil n'est pas seulement technique ou énergétique, mais aussi profondément transformateur au niveau émotionnel et mental. Pendant le Saut Quantique, il devient crucial de libérer les anciennes croyances, les traumatismes et les schémas limitants qui restreignent l'expérience de qui nous sommes réellement. La connexion avec l'énergie arcturienne offre un soutien continu pour faire face aux défis de cette purification, aidant à cultiver la paix intérieure et l'équilibre. Ce voyage transforme non seulement la façon dont nous percevons le monde, mais aussi la façon dont nous nous positionnons en son sein, nous permettant d'opérer à partir d'une perspective plus élevée, guidée par l'amour, la compassion et la compréhension de l'unité.

Vivre le Saut Quantique signifie embarquer dans un voyage d'auto-découverte et d'expansion continues, permettant à chaque expérience et à chaque prise de conscience de renforcer votre connexion avec le Soi supérieur et avec le flux universel de la vie. Il n'élargit pas seulement la conscience individuelle, mais contribue également à l'éveil collectif de l'humanité, créant un monde où la lumière, l'harmonie et l'unité prévalent. Faire confiance au processus, s'aligner sur des énergies supérieures et rester ouvert aux transformations sont des étapes essentielles pour intégrer pleinement cette nouvelle réalité et co-créer une existence plus élevée et significative.

Le Saut Quantique est un saut évolutif, un changement vibrationnel qui élève votre conscience à un nouveau niveau de perception et de compréhension de la réalité. C'est comme si vous syntonisiez votre fréquence sur une station de radio plus élevée, accédant à des informations, des énergies et des réalités qui étaient auparavant hors de votre portée. Les Arcturiens, avec leur profonde sagesse et leur expérience de l'ascension, nous guident dans ce processus, nous aidant à libérer les liens qui nous attachent à la troisième dimension et à nous éveiller à notre vraie nature multidimensionnelle.

La Nature de la Réalité:

La réalité, telle que nous la percevons, est une construction de notre conscience. Nos pensées, nos croyances et nos émotions façonnent notre expérience, créant l'illusion d'un monde solide et séparé. Le Saut Quantique nous invite à remettre en question cette perception, en s'ouvrant à la possibilité que la réalité soit beaucoup plus fluide et interconnectée que nous ne l'imaginons. En transcendant les limitations de la troisième dimension, nous nous éveillons à notre vraie nature multidimensionnelle, nous connectant à des possibilités et des réalités infinies.

Comment l'Énergie Arcturienne Aide au Saut Quantique:

Les Arcturiens, avec leur technologie avancée et leur connaissance de la conscience, utilisent divers outils pour aider au Saut Quantique:

Élévation de la Vibration: Les Arcturiens émettent des fréquences vibrationnelles élevées qui aident à élever votre fréquence, facilitant la transition vers des dimensions supérieures.

Activation de l'ADN: L'activation de l'ADN, comme nous l'avons vu au chapitre 12, réveille les codes de lumière endormis, élargissant votre conscience et ouvrant la voie à de nouvelles compétences et perceptions.

Guérison Énergétique: La guérison énergétique arcturienne supprime les blocages, harmonise les chakras et équilibre les corps subtils, vous préparant à l'expansion de la conscience.

Expansion de la Conscience: Les Arcturiens utilisent des techniques pour élargir votre conscience, vous aidant à transcender les limitations de l'ego et à vous connecter à votre essence divine.

Orientation et Soutien: Les Arcturiens offrent orientation et soutien pendant le processus de Saut Quantique, vous aidant à naviguer à travers les changements et les défis qui surviennent pendant l'ascension.

Se Préparer au Saut Quantique:

Élevez votre Vibration: Cultivez des pensées et des émotions positives, pratiquez la méditation, connectez-vous à la nature et utilisez d'autres techniques pour élever votre vibration.

Libérez le Passé: Libérez-vous des traumatismes, des croyances limitantes et des schémas du passé qui vous empêchent d'avancer dans votre voyage évolutif.

Guérissez vos Émotions: Accueillez et transformez vos émotions, en cultivant la paix intérieure et l'équilibre émotionnel.

Élargissez votre Esprit: Remettez en question vos croyances, recherchez de nouvelles connaissances et ouvrez-vous à de nouvelles perspectives et réalités.

Connectez-vous avec votre Soi Supérieur: Renforcez votre connexion avec votre Soi Supérieur, en recherchant des conseils et de l'inspiration pour votre voyage.

Vivre le Saut Quantique:

Le Saut Quantique est un processus graduel qui se manifeste de différentes manières pour chaque personne. Vous pouvez ressentir des changements dans votre perception de la réalité, une augmentation de l'intuition, des synchronicités, des rêves vifs, l'accès à de nouvelles informations et compétences, entre autres expériences. Faites confiance au processus, restez ouvert aux changements et permettez à l'énergie arcturienne de vous guider dans votre voyage d'ascension.

Le Saut Quantique est une invitation à transcender les limitations de la troisième dimension et à s'éveiller à votre vraie nature multidimensionnelle. C'est un voyage d'expansion de la conscience, de connexion avec votre potentiel illimité et de co-création d'une nouvelle réalité. Faites confiance à la sagesse des Arcturiens, abandonnez-vous au flux de la vie et permettez au Saut Quantique de vous propulser vers un nouveau niveau de conscience, où la lumière, l'amour et l'harmonie prévalent.

Chapitre 25
Voyage Astral

Le Voyage Astral est une expérience extraordinaire qui transcende les limites du corps physique et offre la possibilité d'explorer l'immensité de l'univers et des dimensions supérieures. Ce processus permet la projection consciente de votre essence dans un état de liberté totale, où la conscience se déplace sur le plan astral, accédant à des connaissances cachées, interagissant avec des guides spirituels et vivant des réalités au-delà du tangible. Cette pratique, largement reconnue pour sa capacité à élargir la perception et à accélérer la croissance spirituelle, nous invite à vivre la réalité d'une manière plus large, révélant notre nature multidimensionnelle et le potentiel infini de l'être humain.

Guidé par des techniques ancestrales et par la sagesse avancée des Arcturiens, le Voyage Astral est une invitation à briser les barrières internes et externes, en commençant par un état profond de relaxation. Dans cet état, le corps physique est laissé au repos tandis que le corps astral, une extension énergétique de votre conscience, émerge pour explorer des dimensions subtiles. Des visualisations soignées et des affirmations intentionnelles aident à diriger cette expérience, permettant au voyageur astral de choisir des destinations et des objectifs spécifiques pour le voyage, que ce soit pour rechercher la connaissance de soi, visiter des lieux énergétiques ou interagir avec des êtres de lumière.

Un élément essentiel du Voyage Astral est le cordon d'argent, un lien énergétique qui maintient la connexion sécurisée entre le corps physique et le corps astral tout au long de l'expérience. Ce lien offre une sécurité au voyageur, garantissant qu'il peut retourner au corps physique à tout moment avec facilité et intégrité. L'orientation des Arcturiens joue un rôle important dans ce processus, offrant une protection énergétique et des conseils pour que l'exploration du plan astral se fasse de manière consciente et responsable. Des pratiques telles que la création d'un champ de lumière protectrice autour du corps astral, l'établissement d'intentions claires et la recherche active des conseils des guides spirituels sont essentielles pour une expérience sûre et enrichissante.

Après l'expérience, l'intégration des apprentissages obtenus sur le plan astral est aussi importante que le voyage lui-même. Des réflexions conscientes, des notes dans un journal et des pratiques de méditation aident à comprendre les idées reçues, permettant à ces connaissances de faire partie de la vie quotidienne. Le Voyage Astral, lorsqu'il est mené avec respect et responsabilité, n'élargit pas seulement les horizons spirituels, mais renforce également la connexion de l'individu avec l'univers, favorisant un état d'harmonie, d'auto-découverte et de croissance continue.

Le Voyage Astral, également connu sous le nom de projection de la conscience, est une expérience dans laquelle vous vous séparez de votre corps physique et voyagez avec votre corps astral vers d'autres dimensions de la réalité. C'est l'occasion d'explorer l'univers, d'accéder à des connaissances cachées, de se connecter avec des guides spirituels et de faire l'expérience de la liberté et de l'expansion de la conscience. Les Arcturiens, maîtres dans l'art du voyage interdimensionnel, nous guident dans ce processus, partageant leur sagesse et leurs techniques pour que nous puissions explorer le plan astral avec sécurité et conscience.

Comprendre le Voyage Astral:

Pendant le Voyage Astral, votre conscience se sépare du corps physique et se projette sur le plan astral, une dimension subtile de la réalité qui interagit avec le monde physique. Dans cet état, vous pouvez voyager n'importe où dans l'univers, visiter différentes dimensions, rencontrer des êtres de lumière et accéder à des informations qui sont au-delà de la portée de l'esprit conscient. Le Voyage Astral est une expérience transformatrice qui élargit la conscience, accélère la croissance spirituelle et vous connecte à l'immensité de l'univers.

Techniques pour la Projection Astrale:

Relaxation: Détendez le corps et l'esprit grâce à des techniques de respiration, de méditation ou de relaxation musculaire progressive. Une relaxation profonde est essentielle pour que la conscience se détache du corps physique.

Visualisation: Visualisez-vous en train de flotter hors de votre corps, en l'observant d'en haut. Imaginez-vous en train de voyager vers l'endroit que vous souhaitez visiter, que ce soit un lieu physique, une dimension supérieure ou une rencontre avec un guide spirituel.

Affirmations: Utilisez des affirmations qui expriment votre intention de réaliser le Voyage Astral avec sécurité et conscience. Répétez mentalement des phrases telles que "Je me projette sur le plan astral avec sécurité et conscience" ou "Je suis en contrôle de mon expérience astrale".

Techniques Énergétiques: Utilisez des techniques énergétiques pour renforcer votre corps astral et faciliter la projection. Visualisez votre corps astral vibrant et lumineux, enveloppé de lumière protectrice.

Cordon d'Argent: Pendant le Voyage Astral, vous restez connecté à votre corps physique par un cordon d'argent, un fil énergétique qui garantit votre retour en toute sécurité. Visualisez le cordon d'argent reliant votre corps astral à votre corps physique, assurant votre sécurité pendant le voyage.

Explorer le Plan Astral en Toute Sécurité:

Protection: Avant de commencer le Voyage Astral, invoquez la protection des Arcturiens, des anges ou des guides spirituels. Visualisez-vous enveloppé de lumière blanche, créant un bouclier protecteur autour de vous.

Intention: Définissez clairement votre intention pour le Voyage Astral. Où voulez-vous aller? Qu'est-ce que vous voulez apprendre ou expérimenter?

Contrôle: Rappelez-vous que vous êtes en contrôle de votre expérience astrale. Si vous ressentez de la peur ou de l'inconfort, affirmez votre intention de retourner à votre corps physique.

Guides Spirituels: Connectez-vous avec vos guides spirituels pendant le Voyage Astral, en demandant leurs conseils et leur protection.

Retour: Lorsque vous souhaitez retourner à votre corps physique, visualisez-vous en train de flotter en arrière et de vous reconnecter à votre corps. Bougez vos doigts et vos orteils pour vous reconnecter à la réalité physique.

Intégrer les Apprentissages:

Après le voyage astral, prenez le temps d'intégrer les apprentissages et les idées que vous avez reçus. Notez vos expériences dans un journal, méditez sur les messages que vous avez reçus et observez comment le Voyage Astral a impacté votre vie.

Éthique du Voyage Astral:

Respect: Respectez le libre arbitre des autres êtres, en n'interférant pas avec leurs expériences ou leurs énergies.

Responsabilité: Utilisez le Voyage Astral de manière responsable, en évitant d'envahir la vie privée d'autrui ou de causer tout type de dommage.

Le Voyage Astral est un outil puissant pour élargir votre conscience, accélérer votre croissance spirituelle et vous connecter à l'immensité de l'univers. Avec les conseils des Arcturiens, vous pouvez explorer le plan astral en toute sécurité, accéder à des connaissances cachées et intégrer les apprentissages de ce voyage transformateur dans votre vie.

Chapitre 26
Communication Arcturienne

La communication arcturienne est une expérience profondément transformatrice qui ouvre les canaux de la conscience humaine à une connexion directe avec la sagesse universelle. Grâce à cette pratique, il est possible d'interagir avec les maîtres d'Arcturus, en recevant des messages, de la guérison et des conseils pour éclairer votre cheminement évolutif. Ces êtres interdimensionnels, connus pour leur énergie compatissante et leur vibration élevée, partagent des idées qui transcendent la compréhension linéaire, permettant une expansion significative de l'intuition et de la perception. La connexion avec les Arcturiens ne se limite pas aux mots ou aux symboles ; elle se manifeste comme un flux énergétique qui inspire, équilibre et éveille le potentiel le plus élevé de chaque être.

Pour établir cette communication, il est essentiel de cultiver un état de réceptivité et d'harmonie intérieure. L'intuition, en tant que canal le plus direct, doit être renforcée par des pratiques qui font taire le bruit mental et connectent l'individu à son essence spirituelle. Pendant la méditation, par exemple, il est possible de visualiser la présence des Arcturiens, de ressentir leur énergie aimante et de s'ouvrir à la réception de leurs messages. De plus, les rêves sont une voie riche pour cette interaction, car en eux l'esprit conscient se détend et permet l'accès à des dimensions supérieures. Les messages peuvent prendre la forme d'images, de symboles ou d'émotions marquantes, apportant des réponses et des directions claires pour la croissance personnelle.

La canalisation est également un outil puissant pour communiquer avec les Arcturiens. Que ce soit par l'écriture, la parole ou l'expression artistique, l'acte de canaliser implique de permettre à leur énergie de circuler comme un moyen de transmettre leurs messages. Pour ceux qui se sentent appelés à cette pratique, la préparation est cruciale : une intention claire, un cœur ouvert et un espace énergétiquement protégé sont fondamentaux pour garantir que la communication soit authentique et lumineuse. Parallèlement, les signes du quotidien - comme les synchronicités, les nombres répétitifs ou les messages dans les chansons - sont des rappels subtils de la présence arcturienne, encourageant la pleine conscience et la connexion continue.

Renforcer le lien avec les Arcturiens demande de la pratique et du dévouement. Méditer régulièrement, invoquer leur présence avec gratitude et utiliser des outils tels que des cristaux spécifiques peuvent approfondir cette relation. En recevant leurs messages, il est essentiel de faire confiance à votre intuition et d'utiliser le discernement pour vous assurer que les informations résonnent avec votre vérité intérieure. Cette communication n'est pas seulement un dialogue, mais une invitation à vivre en harmonie avec la sagesse cosmique, permettant aux conseils arcturiens d'illuminer chaque aspect de votre existence. Grâce à cet échange transformateur, la Communication Arcturienne devient une source de guérison, d'inspiration et d'évolution spirituelle.

Les Arcturiens, êtres de lumière qui vibrent dans des dimensions supérieures, souhaitent communiquer avec nous, partageant leur sagesse, leur amour et leurs conseils pour nous aider dans notre cheminement évolutif. Ils communiquent par divers canaux, tels que l'intuition, les rêves, la méditation, la canalisation et même par des signes subtils au quotidien. La Communication Arcturienne est une voie à double sens, où vous pouvez envoyer vos questions, vos demandes et votre gratitude, et recevoir des réponses, des idées et de la guérison.

Ouvrir les canaux de l'intuition :

L'intuition est le langage de l'âme, la voix subtile qui nous guide et nous connecte à la sagesse intérieure. Pour communiquer avec les Arcturiens, il est essentiel de développer votre intuition, d'apprendre à reconnaître votre voix intérieure et à faire confiance à ses messages. Les Arcturiens nous aident dans ce processus, en envoyant des signes et des messages qui renforcent notre intuition et nous connectent à la sagesse cosmique.

Formes de communication arcturienne :

Intuition : Soyez attentif à vos sentiments, pensées et "insights" soudains. L'intuition se manifeste comme une voix intérieure, un pressentiment, un sentiment de certitude ou une inspiration créative. Faites confiance à votre intuition, c'est le canal de communication le plus direct avec les Arcturiens.

Rêves : Les rêves sont des portails vers d'autres dimensions, où nous pouvons recevoir des messages des Arcturiens, visiter Arcturus et interagir avec ses habitants. Faites attention à vos rêves, notez-les au réveil et recherchez des symboles, des messages et des émotions qui pourraient contenir la sagesse arcturienne.

Méditation : La méditation calme l'esprit, fait taire l'ego et ouvre un espace pour la communication avec les Arcturiens. Pendant la méditation, vous pouvez visualiser les Arcturiens, leur envoyer des questions et recevoir leurs réponses à travers des images, des pensées ou des sentiments.

Canalization : La canalisation est le processus de réception de messages des Arcturiens par l'écriture, la parole ou d'autres formes d'expression. Si vous vous sentez appelé à canaliser, préparez-vous par la méditation, la connexion avec les Arcturiens et la pure intention de servir de canal de lumière.

Signes : Les Arcturiens peuvent envoyer des signes subtils au quotidien, comme des nombres répétitifs, des chansons qui touchent votre cœur, des rencontres inattendues ou des synchronicités qui attirent votre attention. Soyez attentif aux signes, ils peuvent contenir des messages importants des Arcturiens.

Renforcer la connexion avec les Arcturiens :

Méditation : Méditez régulièrement, en visualisant les Arcturiens et en leur envoyant de l'amour et de la gratitude.

Invocation : Invoquez la présence des Arcturiens dans vos moments de calme, en demandant leurs conseils et leur assistance.

Cristaux : Utilisez des cristaux qui facilitent la communication avec les Arcturiens, comme l'améthyste, le quartz transparent et la sélénite.

Gratitude : Exprimez votre gratitude aux Arcturiens pour leur présence et leurs conseils dans votre vie.

Recevoir les messages avec clarté :

Intention : Définissez l'intention de recevoir les messages des Arcturiens avec clarté et discernement.

Confiance : Ayez confiance en votre intuition et en votre capacité à recevoir les messages.

Discernement : Utilisez le discernement pour évaluer les messages que vous recevez, en vous assurant qu'ils résonnent avec votre cœur et votre vérité intérieure.

La Communication Arcturienne est un voyage d'ouverture à la sagesse cosmique, une opportunité de se connecter avec des êtres de lumière qui souhaitent vous aider dans votre évolution. En développant votre intuition, en renforçant votre connexion et en faisant confiance à votre capacité à recevoir des messages, vous ouvrez les portes à une communication profonde et transformatrice avec les Arcturiens, en recevant des conseils, de la guérison et de l'inspiration pour suivre votre chemin de lumière.

Chapitre 27
Guérison avec les Maîtres

La connexion avec les Maîtres Ascensionnés Arcturiens est un portail pour accéder à la sagesse universelle, à la guérison profonde et à l'amour inconditionnel. Ces êtres illuminés, qui ont transcendé les limites de l'existence tridimensionnelle, se consacrent à aider l'humanité dans son cheminement évolutif. Leur présence est comme un phare qui illumine le chemin de ceux qui cherchent à s'aligner sur leur essence divine, favorisant des transformations intérieures qui se reflètent dans le monde extérieur. Les Maîtres Arcturiens, avec leur énergie compatissante et vibratoirement élevée, offrent des conseils pour guérir les blessures émotionnelles, harmoniser les énergies et éveiller la sagesse intérieure, aidant chaque individu à manifester son potentiel le plus élevé.

Parmi les maîtres les plus connus, Juliano se distingue par son lien avec la Conscience Gaïa, guidant l'harmonisation avec les énergies de la Terre et la culture d'une profonde connexion spirituelle avec la planète. Sananda, qui incarne la conscience christique, guide les chercheurs dans la pratique de l'amour inconditionnel, de la compassion et du pardon, piliers fondamentaux de la croissance spirituelle et de l'unité. Metatron, quant à lui, agit comme gardien de la sagesse cosmique, aidant à l'activation de l'ADN, à la compréhension de la géométrie sacrée et à l'expansion de la conscience. Chaque maître a un rôle unique, et la connexion avec eux peut être personnalisée en fonction des besoins et des intentions de celui qui les invoque.

Pour établir une communication avec ces maîtres, il est essentiel de créer un espace de réceptivité et de révérence. La méditation est un outil puissant pour s'accorder à leur présence, permettant à leur énergie de se manifester de manière claire et transformatrice. Visualiser le maître désiré, invoquer son nom avec gratitude ou créer un autel dédié sont des pratiques qui aident à renforcer la connexion. Les mantras et les affirmations peuvent également être utilisés pour s'harmoniser avec leur vibration, favorisant un état d'alignement énergétique qui facilite la réception de leurs messages. Il est important de se rappeler que cette interaction se produit dans un champ subtil et aimant, où l'intuition sert de pont pour comprendre et intégrer les enseignements reçus.

Les Maîtres Arcturiens ne se contentent pas de partager leur sagesse, ils inspirent également des actions pratiques et réflexives au quotidien. Leurs enseignements encouragent la pratique de vertus telles que le pardon, la compassion et l'harmonie, valeurs essentielles pour ceux qui cherchent à vivre en accord avec des principes spirituels élevés. Réfléchir à leurs messages et les intégrer dans les décisions quotidiennes crée un cycle d'apprentissage et d'évolution continus. Ainsi, le voyage avec les Maîtres Ascensionnés ne se limite pas à la quête individuelle ; il devient une contribution à l'éveil collectif de l'humanité, apportant lumière, équilibre et but au monde.

Les Maîtres Ascensionnés Arcturiens sont des êtres qui ont atteint un haut niveau d'évolution spirituelle, transcendant les limites de la troisième dimension et se consacrant au service aimant de l'humanité. Ils sont comme des phares de lumière qui illuminent le chemin de l'ascension, partageant leur sagesse et leur compassion pour aider ceux qui recherchent la guérison, la connaissance de soi et la connexion avec le Divin. Grâce à la connexion avec les Maîtres Arcturiens, vous pouvez recevoir des conseils, de la guérison et de l'inspiration pour suivre votre chemin évolutif avec plus de clarté, de but et d'amour.

Connaître les Maîtres Arcturiens :

Juliano : Juliano est un maître ascensionné arcturien connu pour sa sagesse, sa compassion et son dévouement à la guérison planétaire. C'est un guide aimant qui aide à la connexion avec la

Conscience Gaïa, à l'harmonisation des énergies telluriques et à la co-création d'un avenir durable.

Sananda : Sananda est la conscience christique qui se manifeste à travers divers avatars, dont Jésus-Christ. Il représente l'amour inconditionnel, la compassion et le pardon, guidant l'humanité vers l'ascension et l'unité.

Metatron : Metatron est un archange et un maître ascensionné connu pour sa sagesse cosmique et sa connexion à la géométrie sacrée. Il aide à l'activation de l'ADN, à l'expansion de la conscience et à la compréhension des mystères de l'univers.

Invoquer la présence des Maîtres :

Pour vous connecter avec les Maîtres Arcturiens, vous pouvez :

Méditer : Méditez en visualisant le maître que vous souhaitez contacter, en ressentant sa présence et en vous ouvrant à la réception de ses messages.

Invoquer : Invoquez le maître par son nom, avec révérence et gratitude, en demandant sa présence et ses conseils.

Créer un autel : Créez un autel avec des images, des cristaux et d'autres objets qui représentent le maître, en dédiant cet espace à la connexion avec son énergie.

Utiliser des mantras : Utilisez des mantras spécifiques pour invoquer la présence du maître et vous harmoniser avec sa vibration.

Recevoir les enseignements des Maîtres :

Les Maîtres Arcturiens communiquent par divers canaux, tels que l'intuition, les rêves, la canalisation et les signes subtils au quotidien. Soyez attentif aux messages que vous recevez, en faisant confiance à votre intuition et à votre discernement pour interpréter les enseignements des maîtres.

Intégrer la sagesse des Maîtres :

Étude : Étudiez les enseignements des Maîtres Arcturiens, en approfondissant vos connaissances sur la spiritualité, la guérison et l'ascension.

Réflexion : Réfléchissez aux enseignements des maîtres, en les appliquant dans votre vie quotidienne et en cherchant à intégrer leur sagesse dans vos actions et vos décisions.

Pratique : Pratiquez les techniques et les enseignements des maîtres, en cultivant l'amour inconditionnel, la compassion, le pardon et la sagesse au quotidien.

Les Maîtres Ascensionnés Arcturiens sont des guides aimants qui nous accompagnent dans notre cheminement évolutif, offrant leur sagesse, leur guérison et leur inspiration. En vous connectant avec les maîtres, vous ouvrez votre cœur à la lumière, à l'amour et à la sagesse de l'univers, en suivant le chemin de l'ascension avec plus de clarté, de but et de joie.

Chapitre 28
Guérison avec les Anges

La Guérison Angélique Arcturienne est une expérience qui unit la sagesse vibrationnelle des Arcturiens à la pureté céleste des anges, créant une puissante synergie d'amour, de protection et de transformation. Cette pratique combine la technologie énergétique avancée des Arcturiens avec l'énergie divine et compatissante des anges, favorisant la guérison aux niveaux physique, émotionnel, mental et spirituel. En vous ouvrant à cette connexion, vous vous laissez envelopper par des ailes de lumière, ressentant la paix, la sérénité et l'accueil que ces êtres angéliques procurent, tandis que la sagesse arcturienne amplifie et intègre l'énergie curative, élevant votre vibration et harmonisant vos champs énergétiques.

Le partenariat entre les Arcturiens et les anges transcende les limites du connu, les Arcturiens utilisant leur capacité à créer des portails énergétiques qui facilitent l'interaction avec les royaumes célestes. À travers ces portails, les anges apportent leur énergie aimante directement au champ humain, aidant à la guérison et à l'évolution spirituelle. Par exemple, l'Archange Michael, avec sa force protectrice, aide à couper les liens énergétiques négatifs et à créer un bouclier de lumière autour de vous, tandis que l'Archange Raphaël offre une guérison physique et émotionnelle, régénérant les énergies épuisées et favorisant l'équilibre. Ces maîtres célestes travaillent en harmonie avec les Arcturiens pour créer une expérience unique d'élévation et de transformation.

Pour vous connecter à cette énergie, la première étape consiste à définir une intention claire et sincère. La prière et l'invocation, accompagnées d'une visualisation consciente, aident à établir un pont entre votre essence et les royaumes angéliques.

Pendant la méditation, vous pouvez visualiser la présence d'anges autour de vous, sentant leurs ailes lumineuses vous envelopper de protection et de guérison. Leurs messages peuvent arriver sous forme de sentiments, d'images ou même d'intuitions directes, offrant orientation et réconfort dans votre voyage. Cette pratique non seulement favorise la guérison, mais renforce également votre lien avec l'amour divin et inspire des actions alignées sur la compassion et la paix intérieure.

En intégrant les bénédictions des anges dans votre vie, vous vous ouvrez à une transformation continue. Remercier pour leur présence et faire confiance à leurs conseils crée un lien plus profond et durable avec ces êtres de lumière. De plus, en suivant l'exemple d'amour inconditionnel et de service des anges, vous pouvez également être une source de lumière pour les autres, diffusant les énergies curatives que vous avez reçues. La Guérison Angélique Arcturienne n'est pas seulement un processus d'élévation individuelle, mais une expérience qui connecte votre essence au flux universel d'amour et d'harmonie, illuminant votre chemin et impactant positivement tous ceux qui vous entourent.

Les Arcturiens, avec leur profonde connexion aux royaumes supérieurs, reconnaissent les anges comme des êtres de lumière qui émanent l'amour inconditionnel du Créateur, se consacrant à la protection, à la guérison et à l'orientation de l'humanité. La Guérison Angélique Arcturienne combine la sagesse technologique et vibrationnelle des Arcturiens avec la pureté et l'amour inconditionnel des anges, créant une synergie puissante qui amplifie la guérison, harmonise les champs énergétiques et élève la vibration. C'est un voyage de connexion avec le royaume céleste, où vous vous ouvrez pour recevoir les bénédictions, la guérison et la protection des anges, guidé par la sagesse et la compassion des Arcturiens.

Comprendre la synergie entre les Arcturiens et les Anges:

Les Arcturiens et les anges travaillent ensemble pour aider l'humanité dans son voyage évolutif. Les Arcturiens, avec leur technologie avancée et leur connaissance de l'énergie, créent des portails et des canaux qui facilitent la connexion avec les royaumes angéliques, amplifiant l'énergie curative et protectrice des anges. Les anges, à leur tour, apportent la pureté, l'amour inconditionnel et la sagesse divine, guidant et inspirant l'humanité sur son chemin d'ascension.

Invoquer la présence des Anges:

Intention: Définissez l'intention de vous connecter avec les anges et de recevoir leur guérison et leur protection.

Prière: Faites une prière sincère, exprimant votre désir de vous connecter avec les anges et de recevoir leurs bénédictions.

Invocation: Invoquez les anges par leur nom, comme l'Archange Michael, l'Archange Raphaël, l'Archange Gabriel, etc., en demandant leur présence et leur aide.

Visualisation: Visualisez les anges autour de vous, vous enveloppant de leurs ailes de lumière et vous remplissant de leur énergie aimante.

Méditation: Méditez avec l'intention de vous connecter avec les anges, en ressentant leur présence et en recevant leurs messages.

Travailler avec les Anges dans la Guérison:

Guérison Physique: Invoquez les anges pour aider à la guérison des maladies, des douleurs et des déséquilibres physiques. Visualisez l'énergie angélique circulant dans votre corps, favorisant la régénération et le bien-être.

Guérison Émotionnelle: Demandez aux anges de vous aider à libérer les émotions négatives, les traumatismes et les schémas limitants. Ressentez l'amour et la compassion des anges apaisant votre cœur et guérissant vos blessures émotionnelles.

Guérison Mentale: Demandez aux anges de vous aider à calmer l'esprit, à vous libérer des pensées négatives et à cultiver la paix intérieure. Ressentez la clarté et la sérénité qui émanent des anges remplissant votre esprit.

Protection Spirituelle: Invoquez la protection des anges pour vous protéger des énergies négatives, des influences denses et des attaques psychiques. Visualisez-vous enveloppé dans un bouclier de lumière angélique, vous sentant en sécurité et protégé.

Orientation: Demandez aux anges de vous guider dans vos décisions, de vous montrer le chemin et de vous inspirer dans votre voyage évolutif. Faites confiance à la sagesse et à l'intuition que les anges vous apportent.

Intégrer les Bénédictions des Anges:

Gratitude: Exprimez votre gratitude aux anges pour leur présence, leur guérison et leur protection.

Confiance: Faites confiance à la sagesse et à l'amour des anges, en leur permettant de vous guider dans votre vie.

Service: Mettez vos dons et talents au service des autres, en vous inspirant de l'amour et de la compassion des anges.

La Guérison Angélique Arcturienne est un voyage de connexion avec le royaume céleste, où vous vous ouvrez pour recevoir l'amour, la guérison et la protection des anges. En invoquant leur présence, en travaillant avec eux dans la guérison et en intégrant leurs bénédictions dans votre vie, vous suivrez un chemin de lumière, guidé par la sagesse des Arcturiens et soutenu par l'amour inconditionnel des anges.

Chapitre 29
Guérison avec les Animaux

La Guérison Animale Arcturienne est une reconnexion profonde avec le règne animal, permettant d'accéder à sa sagesse ancestrale et à la puissante énergie curative qu'ils partagent avec l'humanité. Cette pratique unit la sensibilité et la connaissance des Arcturiens à la force spirituelle des animaux de pouvoir, favorisant un état d'équilibre, d'harmonie et de transformation. Chaque animal, avec ses caractéristiques uniques, porte une signification symbolique et énergétique, servant de guide, de protecteur et de guérisseur. Grâce à cette interaction, vous pouvez intégrer des leçons précieuses, trouver de la force dans les moments difficiles et éveiller des aspects latents de votre conscience.

Les animaux de pouvoir ne sont pas seulement des êtres physiques, mais des manifestations spirituelles qui reflètent les qualités essentielles de leur espèce. L'aigle, par exemple, inspire la vision et l'élévation, aidant à élargir la perspective et à trouver la clarté dans des situations complexes. Le loup représente l'intuition et la capacité de travailler en harmonie avec le groupe, tandis que le papillon symbolise la transformation et le renouveau, encourageant l'acceptation des changements de la vie. Les Arcturiens, avec leur technologie vibrationnelle avancée, aident à créer un champ énergétique qui amplifie la connexion avec ces guides animaux, potentialisant la guérison et permettant une interaction plus profonde et significative.

Pour accéder à la présence des animaux de pouvoir, il est essentiel d'entrer dans un état de calme et de réceptivité. Pendant la méditation, visualisez-vous dans un environnement naturel qui résonne avec vous, comme une forêt ou une montagne. Laissez les animaux de pouvoir se révéler spontanément, en faisant confiance à votre intuition pour interpréter leurs messages et leur énergie. Parfois, ces animaux peuvent apparaître dans les rêves, dans des images récurrentes ou lors de rencontres inattendues au quotidien. Prêter attention à ces signes et honorer leur présence est la première étape pour travailler avec eux consciemment.

Les enseignements des animaux de pouvoir peuvent être intégrés à la vie quotidienne de différentes manières. Réfléchir à leurs qualités et à la façon de les appliquer à vos propres défis et aspirations favorise la croissance personnelle. De plus, observer la nature et apprendre du comportement des animaux dans leur habitat renforce la connexion avec le cycle de la vie et l'interdépendance de toutes les formes d'existence. La gratitude est fondamentale dans ce processus, reconnaissant les animaux comme des partenaires spirituels dans votre voyage évolutif.

Cette pratique n'est pas seulement une expérience personnelle, mais aussi une invitation à vivre en harmonie avec la nature et à reconnaître le rôle vital des animaux dans l'équilibre planétaire. Travailler avec les animaux de pouvoir, guidé par la sagesse des Arcturiens, renforce votre connexion avec l'univers, élargit votre perception et inspire un profond respect pour la vie. La Guérison Animale Arcturienne est, avant tout, un voyage d'union avec le monde naturel, où vous vous éveillez à l'interconnexion de toutes choses et trouvez le pouvoir transformateur qui réside en vous et autour de vous.

Les Arcturiens, avec leur profond respect pour la vie sous toutes ses formes, reconnaissent les animaux comme des êtres de lumière qui partagent avec nous le voyage sur Terre. Chaque animal possède une sagesse et une énergie uniques, qui peuvent nous aider dans la guérison, la connaissance de soi et la connexion avec la nature. La Guérison Animale Arcturienne combine la sagesse ancestrale des animaux de pouvoir avec la technologie et la compassion des Arcturiens, créant une synergie puissante qui favorise la guérison, l'équilibre et l'expansion de la conscience. C'est un voyage de reconnexion avec le règne animal, où vous vous ouvrez pour recevoir la sagesse, la guérison et la protection des animaux de pouvoir, guidé par la lumière des Arcturiens.

Comprendre les Animaux de Pouvoir:

Les animaux de pouvoir sont des guides spirituels qui se manifestent sous la forme d'animaux, apportant avec eux la sagesse, la force et la médecine de leur espèce. Ils nous accompagnent dans notre voyage, nous protègent, nous enseignent et nous aident à manifester notre potentiel. Chaque animal de pouvoir possède des caractéristiques et des qualités spécifiques, qui résonnent avec différents aspects de notre être et nous aident dans différents domaines de la vie.

Invoquer la présence des Animaux de Pouvoir:

Méditation: Méditez avec l'intention de vous connecter avec vos animaux de pouvoir. Visualisez-vous dans un environnement naturel, comme une forêt, une plage ou une montagne, et demandez à vos animaux de pouvoir de se montrer à vous.

Intuition: Prêtez attention aux animaux qui attirent votre attention, qu'il s'agisse d'animaux physiques ou d'images d'animaux qui apparaissent dans vos rêves, vos méditations ou vos pensées. Ces animaux peuvent être vos animaux de pouvoir, apportant des messages et des enseignements importants.

Invocation: Invoquez la présence de vos animaux de pouvoir, en les appelant par leur nom ou par leur espèce. Exprimez votre gratitude pour leur présence et demandez leur orientation et leur aide.

Travailler avec les Animaux de Pouvoir dans la Guérison:

Guérison Physique: Chaque animal de pouvoir possède une "médecine" spécifique qui peut aider à la guérison de différentes maladies et déséquilibres physiques. Par exemple, l'ours peut aider à la guérison des problèmes osseux et musculaires, tandis que le papillon peut aider à la guérison des maladies respiratoires.

Guérison Émotionnelle: Les animaux de pouvoir peuvent aider à la guérison des traumatismes, des peurs et des blocages émotionnels. Par exemple, le loup peut aider à surmonter la peur et à libérer les traumatismes du passé, tandis que le dauphin peut aider à guérir la dépression et à se connecter à la joie.

Guérison Mentale: Les animaux de pouvoir peuvent aider à la clarté mentale, à la concentration et à la focalisation. Par exemple, l'aigle peut aider à la vision stratégique et à la prise de décision, tandis que la chouette peut aider à l'intuition et à la sagesse.

Développement Spirituel: Les animaux de pouvoir peuvent aider au développement spirituel, à la connexion avec la nature et à l'expansion de la conscience. Par exemple, le serpent peut aider à la transmutation et à l'éveil de la kundalini, tandis que le jaguar peut aider à la connexion avec le monde spirituel et au voyage chamanique.

Intégrer les Enseignements des Animaux de Pouvoir:

Observation: Observez le comportement des animaux dans la nature, en apprenant de leur sagesse et de leur intuition.

Contemplation: Contemplez les qualités de vos animaux de pouvoir, en réfléchissant à la façon dont vous pouvez intégrer ces qualités dans votre vie.

Gratitude: Exprimez votre gratitude à vos animaux de pouvoir pour leur présence, leurs conseils et leur guérison.

La Guérison Animale Arcturienne est un voyage de reconnexion avec la sagesse animale, une opportunité de se connecter à la force, à l'intuition et à la guérison que les animaux de pouvoir nous offrent. En invoquant leur présence, en travaillant avec eux dans la guérison et en intégrant leurs enseignements dans votre vie, vous élargissez votre conscience, éveillez votre potentiel et suivez un chemin d'harmonie avec la nature et l'univers.

Chapitre 30
Guérison par les Plantes

La Guérison par les Plantes Arcturienne est une immersion profonde dans l'énergie curative du règne végétal, une symphonie entre la sagesse ancestrale de la nature et la technologie vibrationnelle des Arcturiens. Dans ce processus, les plantes, êtres vivants qui canalisent l'énergie vitale de la Terre et du cosmos, deviennent des alliées puissantes pour promouvoir l'équilibre et la régénération à tous les niveaux : physique, émotionnel, mental et spirituel. La combinaison de la conscience arcturienne avec les propriétés naturelles des plantes potentialise leur pouvoir thérapeutique, leur permettant d'agir non seulement sur le corps, mais aussi sur les champs subtils de l'être, en l'harmonisant avec les vibrations universelles.

Chaque plante possède une signature énergétique unique qui résonne avec des aspects spécifiques de l'être humain. La lavande, par exemple, émane une énergie calmante et stabilisatrice, idéale pour réduire le stress et favoriser un sommeil réparateur. Le romarin, quant à lui, offre clarté mentale et vitalité, stimulant la mémoire et la concentration. Les Arcturiens, avec leur technologie avancée, comprennent comment ces propriétés physiques et vibrationnelles interagissent avec les chakras, les méridiens et le champ aurique, créant un potentiel de guérison amplifié lorsque les plantes sont utilisées dans des pratiques conscientes. Cette interaction reflète le principe d'unité entre toutes les formes de vie, où le règne végétal devient un maillon fondamental pour la santé intégrale.

L'intégration des plantes dans les rituels de guérison peut se faire de différentes manières, chacune exploitant un aspect spécifique de leur énergie. Les tisanes et infusions, préparées avec intention et respect, libèrent les composés chimiques et vibrationnels des plantes, favorisant des effets thérapeutiques immédiats et subtils. L'aromathérapie, quant à elle, utilise les huiles essentielles pour interagir avec les sens et le système nerveux, permettant à l'essence de la plante d'atteindre les niveaux physique et émotionnel. Les bains de plantes et les compresses sont des formes traditionnelles qui procurent un soulagement localisé et un équilibre énergétique, tandis que les élixirs et les essences florales agissent directement sur les champs subtils, apportant harmonie émotionnelle et spirituelle.

Pour potentialiser ces pratiques, il est possible d'invoquer la présence des Arcturiens lors de la préparation ou de l'utilisation des plantes. Visualiser l'énergie arcturienne s'écoulant vers les herbes ou l'environnement de guérison amplifie leurs effets, permettant à la synergie entre technologie vibrationnelle et nature de se manifester de manière puissante. Cultiver ses propres plantes médicinales dans un jardin curatif est aussi une façon de se connecter plus profondément à l'énergie du règne végétal. Cet acte non seulement renforce la relation avec la nature, mais favorise également une compréhension plus intime de l'essence des plantes et de leur contribution à l'équilibre de la planète.

En vous ouvrant à la Guérison par les Plantes Arcturienne, vous ne bénéficiez pas seulement de leurs propriétés thérapeutiques, mais vous vous éveillez également à l'interconnexion entre tous les êtres. Cette pratique vous invite à vous harmoniser avec les cycles naturels, à écouter la sagesse silencieuse des plantes et à reconnaître leur présence en tant que guides et guérisseurs. Sous la guidance aimante des Arcturiens, chaque feuille, fleur et racine devient une porte d'entrée vers un état de conscience plus élevé, où la guérison et l'équilibre sont le reflet de votre unité avec la vie.

Les Arcturiens, avec leur profonde révérence pour la nature, reconnaissent le pouvoir curatif des plantes comme un don de la Terre Mère. Les plantes sont des êtres vivants qui vibrent en harmonie avec l'univers, absorbant l'énergie vitale du soleil, de la terre et de l'eau, et la transformant en composés qui favorisent la guérison et l'équilibre. La Guérison par les Plantes Arcturienne combine la sagesse ancestrale de la phytothérapie avec la technologie et la conscience des Arcturiens, créant une synergie puissante qui amplifie le pouvoir curatif des plantes et favorise le bien-être intégral.

La Synergie entre la Guérison Arcturienne et le Règne Végétal :

Les Arcturiens, avec leur technologie avancée, sont capables d'identifier les propriétés curatives des plantes à des niveaux subtils, en comprenant leurs vibrations et comment elles interagissent avec le champ énergétique humain. Ils utilisent cette sagesse pour potentialiser le pouvoir curatif des plantes, en créant des élixirs, des essences et des fréquences vibrationnelles qui amplifient leurs effets thérapeutiques.

Propriétés Curatives des Plantes :

Chaque plante possède des propriétés curatives spécifiques, qui agissent sur différents systèmes du corps et favorisent l'équilibre physique, émotionnel et spirituel.

Quelques plantes et leurs propriétés :

Lavande : Calmante, relaxante, aide à combattre le stress et l'insomnie.

Camomille : Calmante, anti-inflammatoire, aide à la digestion et à la relaxation.

Romarin : Stimulant, antioxydant, améliore la mémoire et la concentration.

Menthe : Rafraîchissante, digestive, aide à combattre les nausées et les maux de tête.

Gingembre : Anti-inflammatoire, analgésique, aide à la digestion et à combattre les grippes et les rhumes.

Aloe Vera : Cicatrisante, anti-inflammatoire, aide à la guérison des brûlures et des plaies.

Utiliser les Plantes dans la Guérison Arcturienne :

Tisanes et Infusions : Préparez des tisanes et infusions avec les plantes que vous souhaitez utiliser, en suivant les instructions de dosage et de préparation.

Aromathérapie : Utilisez des huiles essentielles pour l'inhalation, le massage ou les bains aromatiques, en profitant des propriétés thérapeutiques des arômes des plantes.

Bains de Plantes : Préparez des bains de plantes pour vous détendre, purifier et dynamiser le corps.

Compresses : Utilisez des compresses de plantes pour soulager les douleurs, les inflammations et les plaies.

Elixirs et Essences : Préparez des élixirs et des essences florales pour équilibrer les émotions et favoriser la guérison énergétique.

Préparer des Remèdes avec l'Énergie Arcturienne :

En préparant vos remèdes avec des plantes, invoquez la présence des Arcturiens et demandez-leur d'amplifier le pouvoir curatif des plantes. Visualisez l'énergie arcturienne s'écoulant à travers les plantes, potentialisant leurs effets thérapeutiques.

Cultiver votre Jardin Curatif :

Cultivez vos propres plantes médicinales à la maison, en créant un jardin curatif qui vous apportera une connexion avec la nature, du bien-être et de la guérison. En prenant soin de vos plantes, vous cultiverez également votre santé et votre bien-être.

La Guérison par les Plantes Arcturienne est un voyage de connexion avec la sagesse ancestrale du règne végétal, une opportunité de s'harmoniser avec la nature et d'éveiller la guérison intérieure. En utilisant les plantes comme alliées dans la guérison, guidé par la sagesse des Arcturiens, vous emprunterez un chemin de bien-être, d'équilibre et d'expansion de la conscience.

Chapitre 31
Guérison pour les Enfants

L'énergie compatissante et aimante des Arcturiens offre une approche unique et profonde pour prendre soin du bien-être et du développement des enfants. Cette connexion est caractérisée par une aura de sérénité et d'équilibre, qui favorise la santé intégrale du corps, de l'esprit et de l'âme des petits. Grâce à l'harmonisation énergétique, les Arcturiens contribuent au développement émotionnel, mental et spirituel des enfants, en potentialisant leur créativité et en élargissant leur conscience. Cette approche valorise la sensibilité naturelle des enfants, en offrant un chemin d'amour et de protection qui renforce leurs liens avec le monde qui les entoure et avec les dimensions supérieures de l'existence.

Les enfants sont profondément connectés aux énergies de l'univers, absorbant facilement les vibrations qui influencent leur comportement et leur santé. Cette réceptivité rend essentiel de leur offrir des environnements énergétiquement équilibrés et des pratiques qui les aident à développer leur résilience face aux défis émotionnels ou extérieurs. Les méthodes de guérison arcturienne répondent à ces besoins de manière intuitive et affectueuse, en s'adaptant à la nature unique de chaque enfant. En utilisant des visualisations créatives, des contes interactifs et des éléments ludiques comme les cristaux et la musique, la guérison arcturienne transforme le processus d'harmonisation en une expérience engageante et significative, tout en stimulant l'intérêt et l'imagination des petits.

Plus qu'une pratique de guérison, la connexion avec l'énergie arcturienne aide à l'éveil du potentiel inné des enfants, en encourageant le développement de leurs capacités intuitives et créatives. Grâce à des techniques adaptées comme la chromothérapie, les sons de guérison et les méditations simples, il est possible de créer un environnement propice au renforcement émotionnel et spirituel. Ces pratiques favorisent également un profond sentiment de sécurité et d'estime de soi, essentiels pour que les enfants grandissent avec confiance en leurs capacités et leur sensibilité. En bénéficiant de cette approche holistique, chaque enfant est soutenu dans son cheminement de découverte de soi, avec un équilibre qui résonne avec la pureté et la joie qui sont son essence naturelle.

Les enfants sont des êtres de lumière qui portent en eux la pureté, la joie et la spontanéité. Leurs corps, leurs esprits et leurs âmes sont en constant développement, absorbant les énergies de l'environnement et se modelant aux expériences de la vie. La Guérison pour les Enfants Arcturienne reconnaît la sensibilité et la pureté des petits, en offrant des techniques et des outils qui aident au développement sain, à l'équilibre émotionnel et à l'expansion de la conscience. C'est un voyage d'amour, de guérison et de protection, où les Arcturiens s'unissent aux enfants, les guidant sur leur chemin de découvertes et éveillant leurs potentiels.

La Sensibilité des Enfants :

Les enfants sont des êtres hautement sensibles, qui captent les énergies de l'environnement très facilement. Ils peuvent être affectés par des énergies denses, des émotions négatives et des environnements désharmonieux, ce qui peut générer des déséquilibres émotionnels, des difficultés d'apprentissage et des problèmes de santé. La Guérison pour les Enfants Arcturienne offre des outils pour protéger les enfants des énergies négatives, harmoniser leurs champs énergétiques et favoriser un développement sain à tous les niveaux.

Adapter les Techniques Arcturiennes :

Les techniques de guérison arcturienne peuvent être adaptées aux enfants, en tenant compte de leur âge, de leur niveau de compréhension et de leurs besoins spécifiques. Il est important d'utiliser un langage simple, ludique et créatif, qui éveille l'intérêt et l'imagination des petits.

Visualisation : Utilisez des visualisations créatives, comme s'imaginer en train de jouer dans un jardin magique avec les Arcturiens, de voler dans un vaisseau spatial ou de recevoir la guérison d'êtres de lumière.

Jeux : Incorporez les techniques de guérison arcturienne dans des jeux, comme des jeux de guérison avec des cristaux, des dessins de symboles arcturiens et des histoires qui enseignent sur l'énergie et la vibration.

Musique : Utilisez des musiques relaxantes et harmonieuses pour calmer les enfants, harmoniser leurs énergies et faciliter la connexion avec les Arcturiens.

Contes et Histoires : Racontez des histoires qui enseignent sur les Arcturiens, la guérison énergétique et le développement spirituel, en adaptant le langage à la compréhension des enfants.

Cristaux : Utilisez des cristaux doux et colorés, comme le quartz rose, l'améthyste et la fluorine, pour harmoniser les énergies des enfants et favoriser le bien-être.

Techniques de Guérison pour les Enfants :

Guérison Énergétique : Utilisez l'imposition des mains pour harmoniser les chakras des enfants, équilibrer leurs corps subtils et éliminer les blocages énergétiques.

Chromothérapie : Utilisez des couleurs vibrantes et joyeuses pour dynamiser et harmoniser les enfants. Demandez-leur de visualiser les couleurs enveloppant leur corps, apportant joie, guérison et protection.

Sons Curatifs : Utilisez des musiques relaxantes, des sons de la nature et des mantras pour calmer les enfants, harmoniser leurs énergies et faciliter la connexion avec les Arcturiens.

Communication avec les Arcturiens : Encouragez les enfants à communiquer avec les Arcturiens par la visualisation, le dessin et l'intuition. Apprenez-leur à demander de l'aide aux Arcturiens dans les moments de besoin et à les remercier pour leur présence et leur protection.

Aider au Développement des Enfants :

Équilibre Émotionnel : La Guérison pour les Enfants Arcturienne aide à l'équilibre émotionnel, en aidant les enfants à gérer leurs émotions, à surmonter leurs peurs et à développer leur estime de soi.

Développement de la Conscience : Les techniques arcturiennes stimulent le développement de la conscience, de l'intuition et de la créativité des enfants, en éveillant leurs potentiels et en élargissant leur perception de la réalité.

Apprentissage : La Guérison pour les Enfants Arcturienne peut aider à l'apprentissage, en améliorant la concentration, la mémoire et la capacité d'assimilation de nouvelles connaissances.

Santé : Les techniques arcturiennes renforcent le système immunitaire des enfants, en aidant à la prévention et à la guérison des maladies.

Créer un Environnement Harmonieux :

Créez un environnement harmonieux et aimant pour les enfants, où ils se sentent en sécurité, aimés et protégés. Utilisez l'énergie arcturienne pour purifier l'environnement, harmoniser les énergies et créer un espace propice au développement sain et à l'expansion de la conscience.

La Guérison pour les Enfants Arcturienne est un voyage d'amour, de guérison et de protection, où les Arcturiens s'unissent aux enfants, les guidant sur leur chemin de découvertes et éveillant leurs potentiels. En adaptant les techniques de guérison arcturienne aux petits, vous contribuerez au développement d'êtres humains plus conscients, aimants et harmonieux, qui apporteront lumière et guérison au monde.

Chapitre 32
Guérison pour les Couples

L'amour entre les couples est une force transformatrice, capable de promouvoir la guérison, la croissance et une connexion plus profonde entre deux âmes. L'énergie arcturienne offre une approche compatissante et enrichissante pour les relations, permettant aux couples d'harmoniser leurs énergies, de renforcer leurs liens affectifs et de faire face aux défis avec sagesse et amour. Grâce à des pratiques qui équilibrent le corps, l'esprit et l'âme, la guérison arcturienne aide à construire des relations basées sur l'authenticité, le respect mutuel et l'expression authentique des sentiments. Ce voyage permet non seulement la résolution des conflits, mais aussi l'épanouissement de l'amour dans sa forme la plus pure et inconditionnelle.

Les relations sont des espaces sacrés d'apprentissage et d'évolution, dans lesquels les peurs et les insécurités refont souvent surface, mettant les partenaires au défi de grandir ensemble. Grâce à une communication consciente et à la cultivation de l'empathie, les couples peuvent surmonter les barrières émotionnelles et trouver un terrain d'entente qui renforce leur union. Les techniques arcturiennes, telles que la guérison énergétique, l'utilisation de cristaux et la méditation partagée, créent un environnement de confiance et d'harmonie. Ces pratiques aident à dissoudre les blocages, à guérir les blessures émotionnelles et à renouveler la connexion, permettant à l'amour de circuler plus librement et authentiquement.

En intégrant des outils tels que le pardon, la resignification des expériences passées et des moments dédiés à la gratitude, les couples peuvent réécrire leurs histoires dans un récit plus aimant et équilibré. L'énergie arcturienne aide dans ce processus, en élargissant la compréhension mutuelle et en promouvant la compassion. Le résultat est une relation où les deux partenaires se sentent vus, entendus et valorisés. Avec dévouement et l'utilisation de ces pratiques, il est possible non seulement de résoudre les défis quotidiens, mais aussi de créer une connexion si forte qu'elle devient une source d'inspiration et de soutien à chaque étape de la vie.

Les Arcturiens, avec leur profonde compréhension de l'amour et des relations, nous enseignent que l'amour est une force puissante qui unit les âmes, propulse l'évolution et nous connecte à notre essence divine. Les relations amoureuses sont des opportunités de croissance, de guérison et d'expansion, où nous pouvons apprendre sur nous-mêmes, développer la compassion et manifester l'amour inconditionnel. La Guérison pour les Couples Arcturienne offre des outils et des techniques pour renforcer les liens affectifs, harmoniser les énergies, guérir les blessures du passé et construire une relation plus profonde, aimante et durable.

Comprendre les Défis des Relations:

Les relations amoureuses peuvent être difficiles, faisant remonter à la surface des peurs, des insécurités et des schémas du passé. Les différences de personnalité, les attentes divergentes, le manque de communication et les défis de la vie peuvent créer des conflits et des déséquilibres dans la relation. La Guérison pour les Couples Arcturienne nous aide à comprendre la dynamique de la relation, à identifier les défis et à utiliser les outils de guérison pour renforcer l'union et construire un avenir plus harmonieux.

Techniques de Guérison pour les Couples:

Communication Consciente: Une communication authentique et respectueuse est la base de toute relation saine. Les Arcturiens nous enseignent à communiquer nos besoins, nos émotions et nos attentes de manière claire et aimante, créant un espace de dialogue ouvert et réceptif.

Guérison Énergétique: La guérison énergétique arcturienne aide à harmoniser les champs énergétiques du couple, en dissolvant les blocages, en guérissant les blessures émotionnelles et en renforçant la connexion énergétique entre les partenaires.

Pardon et Compassion: Le pardon est essentiel à la guérison des relations. Se pardonner à soi-même et à son partenaire pour les blessures et les malentendus du passé libère les énergies denses qui empêchent l'amour de circuler librement. La compassion nous permet de comprendre les difficultés de l'autre, cultivant l'empathie et l'amour inconditionnel.

Resignification du Passé: Souvent, les traumatismes et les schémas du passé interfèrent avec la dynamique de la relation, créant des conflits et des déséquilibres. La Guérison pour les Couples Arcturienne nous aide à resignifier le passé, en nous libérant des schémas limitants et en créant un avenir plus positif et harmonieux.

Méditation pour les Couples: La méditation ensemble renforce la connexion, harmonise les énergies et favorise la paix intérieure. Visualisez-vous enveloppés de lumière, ressentant l'amour et la gratitude circuler entre vous.

Cristaux pour l'Amour: Utilisez des cristaux qui amplifient l'amour, l'harmonie et la connexion, comme le quartz rose, l'améthyste et la rhodochrosite. Placez les cristaux dans la chambre à coucher, utilisez-les en méditation ou offrez-vous mutuellement des cristaux qui symbolisent l'amour et l'union.

Appliquer la Guérison pour les Couples:

Dialogue Ouvert: Créez un espace de dialogue ouvert et honnête où vous pouvez partager vos sentiments, vos besoins et vos attentes sans crainte d'être jugés.

Temps de Qualité: Réservez du temps pour vous connecter, vous amuser et renforcer vos liens affectifs.

Pardon: Pratiquez le pardon, en vous libérant des blessures du passé et en ouvrant un espace pour l'amour et la guérison.

Guérison Énergétique: Utilisez les techniques de guérison énergétique arcturienne pour harmoniser vos champs énergétiques et renforcer la connexion.

Gratitude: Exprimez votre gratitude l'un envers l'autre pour votre présence, votre amour et votre soutien.

La Guérison pour les Couples Arcturienne est un voyage d'amour, de guérison et d'expansion, où vous vous unissez pour renforcer vos liens affectifs, harmoniser vos énergies et construire une relation plus profonde et durable. En utilisant les outils et les techniques de guérison arcturienne, vous éveillerez la flamme de l'amour inconditionnel, créant une relation qui vous propulse vers l'ascension et la réalisation de votre mission d'âme.

Chapitre 33
Guérison pour la Famille

La famille est l'espace où nous apprenons les premières leçons sur l'amour, la coexistence et l'union, et aussi où nous rencontrons les défis qui façonnent notre cheminement émotionnel et spirituel. L'énergie arcturienne offre un chemin de guérison profond, aidant à harmoniser les relations familiales et à surmonter les schémas qui traversent les générations. Par la compréhension et la transformation, la Guérison pour la Famille Arcturienne renforce les liens, favorise le pardon et crée un environnement d'accueil où chaque membre peut grandir et évoluer. Ce voyage nous invite à regarder la dynamique familiale avec un cœur ouvert, permettant à l'amour inconditionnel de circuler avec plus d'intensité et d'authenticité.

Chaque famille a une histoire unique, pleine de croyances, de valeurs et de souvenirs qui influencent les relations. Beaucoup de ces influences sont positives, mais d'autres peuvent générer des conflits et des déséquilibres. L'énergie arcturienne nous aide à identifier les schémas limitants et les traumatismes ancestraux qui affectent les interactions familiales, offrant des outils pour guérir ces blessures et transformer l'énergie du foyer. Grâce à des pratiques telles que la méditation en groupe, la communication consciente et l'harmonisation énergétique, il est possible de créer un espace où les membres de la famille se sentent valorisés, compris et connectés les uns aux autres.

En intégrant le pardon, la compassion et la cultivation de moments significatifs, la famille peut se libérer des vieilles blessures et renforcer sa base émotionnelle. Le soutien mutuel et l'amour inconditionnel deviennent des piliers essentiels dans ce voyage de guérison, permettant à chaque individu de s'épanouir au sein du noyau familial. De plus, en travaillant ensemble pour harmoniser les champs énergétiques et surmonter les défis, les liens familiaux se renforcent, créant un environnement qui favorise la paix, la joie et l'évolution. Grâce à l'énergie arcturienne, chaque foyer peut se transformer en un véritable refuge de lumière et d'amour.

Les Arcturiens, avec leur profonde compréhension des relations humaines, reconnaissent la famille comme un noyau fondamental pour le développement, l'apprentissage et l'évolution de l'âme. La famille est notre premier contact avec le monde, où nous apprenons l'amour, l'appartenance, la responsabilité et le partage. Cependant, la famille peut aussi être le théâtre de conflits, de malentendus et de schémas dysfonctionnels qui se répètent de génération en génération. La Guérison pour la Famille Arcturienne nous aide à comprendre la dynamique familiale, à identifier les schémas ancestraux et à utiliser les outils de guérison pour harmoniser les relations, se libérer des schémas limitants et construire un environnement familial plus aimant, sain et harmonieux.

Comprendre la Dynamique Familiale:

Chaque famille a une dynamique unique, avec ses propres croyances, valeurs et schémas de comportement. Souvent, nous héritons de schémas ancestraux, de croyances limitantes et de traumatismes qui se répètent de génération en génération, créant des conflits et des déséquilibres dans les relations familiales. La Guérison pour la Famille Arcturienne nous invite à observer la dynamique familiale avec conscience, en identifiant les schémas qui se répètent et en utilisant les outils de guérison pour transformer ces schémas et créer un environnement familial plus harmonieux.

Techniques de Guérison pour la Famille:

Communication Consciente: Une communication authentique et respectueuse est fondamentale pour l'harmonie familiale. Les Arcturiens nous enseignent à exprimer nos besoins, nos émotions et nos attentes de manière claire et aimante, créant un espace de dialogue ouvert et réceptif entre les membres de la famille.

Guérison Énergétique: La guérison énergétique arcturienne aide à harmoniser les champs énergétiques de la famille, en dissolvant les blocages, en guérissant les blessures émotionnelles et en renforçant la connexion entre les membres de la famille.

Pardon et Compassion: Le pardon est essentiel à la guérison des relations familiales. Se pardonner à soi-même et aux membres de la famille pour les blessures et les malentendus du passé libère les énergies denses qui empêchent l'amour de circuler librement. La compassion nous permet de comprendre les difficultés et les défis de chaque membre de la famille, cultivant l'empathie et l'amour inconditionnel.

Guérison des Schémas Ancestraux: La Guérison pour la Famille Arcturienne nous aide à identifier et à guérir les schémas ancestraux qui se répètent de génération en génération, libérant la famille des croyances limitantes, des traumatismes et des karmas qui empêchent l'harmonie et le bien-être.

Méditation pour la Famille: La méditation ensemble renforce la connexion, harmonise les énergies et favorise la paix intérieure. Visualisez-vous comme une famille unie, enveloppée de lumière, ressentant l'amour et la gratitude circuler entre vous.

Constellation Familiale: La Constellation Familiale est une technique thérapeutique qui aide à comprendre la dynamique familiale, à identifier les schémas ancestraux et à résoudre les conflits. Grâce à la Constellation Familiale, guidée par l'énergie arcturienne, il est possible de rétablir le flux de l'amour et de l'harmonie dans la famille.

Appliquer la Guérison pour la Famille:

Réunions Familiales: Organisez des réunions familiales dans le but de renforcer les liens affectifs, de partager des moments de joie et de cultiver l'union.

Dialogue Ouvert: Créez un espace de dialogue ouvert et honnête où chaque membre de la famille peut s'exprimer librement, sans crainte d'être jugé.

Activités Ensemble: Faites des activités ensemble, comme des jeux, des promenades, des voyages et du bénévolat, pour renforcer les liens et créer des souvenirs positifs.

Pardon: Pratiquez le pardon, en vous libérant des blessures du passé et en ouvrant un espace pour l'amour et la guérison.

Guérison Énergétique: Utilisez les techniques de guérison énergétique arcturienne pour harmoniser les champs énergétiques de la famille et renforcer la connexion.

Amour Inconditionnel: Cultivez l'amour inconditionnel entre les membres de la famille, en acceptant les différences, en respectant les individualités et en offrant un soutien mutuel.

La Guérison pour la Famille Arcturienne est un voyage d'amour, de guérison et d'harmonisation, où la famille s'unit pour renforcer les liens affectifs, se libérer des schémas ancestraux et construire un foyer de lumière où l'amour inconditionnel, la paix et la joie s'épanouissent. En utilisant les outils et les techniques de guérison arcturienne, vous créerez un environnement familial sain et harmonieux qui nourrit la croissance, l'évolution et l'ascension de chaque membre de la famille.

Chapter 34
Healing for Animals

Animals are faithful and sensitive companions who share with us the journey on Earth, bringing love, joy, and profound lessons of coexistence and respect. Arcturian energy provides a special healing path for these beings, recognizing in them a divine connection and an evolutionary purpose. Through energy harmonization and the application of adapted techniques, Arcturian Animal Healing seeks to alleviate suffering, strengthen physical and emotional well-being, and intensify the bond between humans and animals. This approach values the uniqueness of each species, promoting comprehensive care that encompasses body, mind, and spirit.

Animals have a natural sensitivity to the energies that surround them, absorbing both positive and negative vibrations from the environment and from people nearby. This receptivity can leave them vulnerable to imbalances, manifested in behavioral, emotional, or physical changes. Through Arcturian Animal Healing, it is possible to offer them energetic support that acts on subtle levels, strengthening their immune system, harmonizing their chakras, and providing relief for traumas and fears. By using techniques such as the laying on of hands, chromotherapy, and telepathic communication, humans can establish an even deeper relationship of care and trust with their animal companions.

The unconditional love that animals demonstrate inspires healing practices that also involve empathy and intuitive connection. Creating a harmonious environment, offering a healthy diet, and dedicating moments of attention and affection are actions that complement energy practices and reinforce the well-being of animals. Arcturian Animal Healing goes beyond treating discomfort; it celebrates the symbiotic relationship between humans and animals, promoting a balance that benefits both parties. With this approach, it is possible to honor the sacredness of life in all its forms, contributing to the creation of a more compassionate and harmonious world for all beings.

The Arcturians, with their deep reverence for all life forms, recognize animals as sentient beings, with souls that evolve and learn throughout their journeys. They understand the importance of the bond between humans and animals, and how this connection can bring mutual benefits to both species. Arcturian Animal Healing offers tools and techniques to promote the physical, emotional, and spiritual health of animals, alleviating their suffering, strengthening their immune system, and harmonizing their energy fields. It is a journey of love, healing, and compassion, where the Arcturians join humans to care for animals, recognizing their importance on our planet and assisting them in their evolution.

Understanding Animal Sensitivity:

Animals are sensitive beings that capture the energies of the environment very easily. They can be affected by dense energies, negative emotions, and disharmonious environments, which can lead to emotional imbalances, inappropriate behaviors, and health problems. Arcturian Animal Healing offers tools to harmonize the energy fields of animals, protect them from negative energies, and promote well-being at all levels.

Adapting Arcturian Techniques:

Arcturian healing techniques can be adapted for animals, considering their species, temperament, and specific needs. It is important to create a calm and safe environment where the animal feels comfortable receiving healing.

Laying on of Hands: Laying on of hands is a gentle and effective technique to harmonize the chakras of animals, balance their subtle bodies, and promote relaxation. Place your hands on the animal's body, visualizing Arcturian energy flowing through you and healing the animal.

Distance Healing: If the animal is agitated or does not allow touch, you can perform distance healing. Visualize the animal enveloped in Arcturian light, sending it love, healing, and harmonization.

Chromotherapy: Use colors that bring calm and balance to the animal, such as green, blue, and violet. You can use colored lights, crystals, or visualization to apply chromotherapy.

Healing Sounds: Use relaxing music, nature sounds, or mantras to calm the animal, harmonize its energies, and facilitate connection with the Arcturians.

Telepathic Communication: Communicate telepathically with the animal, sending it messages of love, healing, and tranquility. Animals are receptive to telepathic communication and can understand your thoughts and intentions.

Animal Healing Techniques:

Energy Healing: Use Arcturian energy to harmonize the animal's chakras, balance its subtle bodies, and strengthen its immune system.

Emotional Healing: Help the animal release traumas, fears, and anxieties using Arcturian emotional healing techniques.

Physical Healing: Assist in the healing of diseases and physical imbalances, using Arcturian energy to promote regeneration and well-being.

Energy Protection: Create an energy protection shield around the animal, protecting it from negative energies and dense influences.

Caring for Animals with Love:

Harmonious Environment: Create a harmonious and loving environment for the animal, where it feels safe, loved, and protected.

Healthy Diet: Offer the animal a healthy and balanced diet that meets its nutritional needs.

Physical Exercise: Provide the animal with opportunities to exercise, play, and connect with nature.

Attention and Affection: Dedicate time and attention to your animal, showing your love and affection through petting, playing, and kind words.

Arcturian Animal Healing is a journey of love, healing, and compassion, where the Arcturians join humans to care for animals, recognizing their importance on our planet and assisting them in their evolution. By using Arcturian healing tools and techniques, you will be honoring the connection between humans and animals, contributing to the well-being of your beloved companions, and co-creating a more harmonious world for all species.

Chapter 35
Healing for the Environment

The environment that surrounds us is an extension of our own energy, directly influencing our balance and well-being. Arcturian Healing for the Environment offers us tools and practices to revitalize spaces and the Earth itself, promoting a deeper connection with the planet and restoring its harmony. Arcturian energy acts as a channel of light and transformation, purifying the elements of nature, raising the vibration of spaces, and contributing to environmental regeneration. This journey invites us to take an active role as guardians of the Earth, caring for the environment we share with all living beings.

Each space, be it a natural or constructed environment, carries accumulated energies that can be beneficial or disharmonious. Dense energies, often resulting from negative emotions, conflicts, or environmental imbalances, affect not only the beings that inhabit the place but also the health and mood of those who live there. Through the application of practices such as energy purification, harmonization with natural elements, and the use of sacred geometry symbols, it is possible to transform these spaces into places of peace and revitalization. Incorporating plants, crystals, and healing sounds into environments amplifies this positive energy, creating a vibrant and welcoming refuge.

The transformation of environments begins with the clear intention to raise their vibration and connect them to the vital energy of the Earth. Simple actions, such as keeping spaces clean and organized, introducing natural elements, and practicing gratitude for the environment, can make a big difference. When we harmonize our surroundings, we also contribute to planetary balance, as each small revitalized space connects to the whole.

Through Arcturian Healing for the Environment, we become co-creators of a healthier and more sustainable world, nurturing both the nature around us and our own spirit.

The Arcturians, with their advanced ecological awareness, understand the interdependence between all living beings and the planet we inhabit. They recognize the Earth as a living, conscious, and sensitive being, which suffers from the impacts of pollution, the unbridled exploitation of natural resources, and disharmony in the collective consciousness. Arcturian Healing for the Environment invites us to assume our responsibility as guardians of the planet, using healing tools to harmonize environments, transmute dense energies, and contribute to the healing of the Earth.

Understanding the Energy of Environments:

The environments we inhabit, whether natural or man-made, have their own energy that influences our physical, emotional, and spiritual well-being. Disharmonious environments, with dense and stagnant energies, can affect our health, our mood, and our ability to prosper. Arcturian Healing for the Environment teaches us to identify and transmute these energies, creating harmonious and revitalizing spaces that promote well-being and connection with nature.

Healing Techniques for the Environment:

Energy Purification: Use energy purification techniques to remove dense and stagnant energies from environments. You can use incense, smudging, crystals, sounds, or Arcturian energy itself to purify spaces.

Harmonization with Nature: Bring nature indoors, using plants, flowers, stones, water, and natural elements to create harmonious and revitalizing spaces. The presence of nature connects us with the vital energy of the Earth, promoting balance and well-being.

Sacred Geometry: Use sacred geometry to harmonize the energies of environments. Draw or use representations of symbols such as the Flower of Life, Metatron's Cube, and the Golden Spiral to create harmonious and balanced spaces.

Chromotherapy: Use colors that promote harmony, peace, and vitality in environments. Paint the walls with light and vibrant colors, use colorful decorative objects, and bring natural light into spaces.

Healing Sounds: Use sounds that promote harmony and relaxation, such as soft music, nature sounds, and mantras. Sounds can assist in energy purification, harmonizing spaces, and raising vibration.

Applying Healing for the Environment:

Cleaning and Organization: Keep environments clean and organized, removing unused objects, getting rid of debris, and organizing spaces in a harmonious way.

Purification: Purify environments regularly, using the techniques you have learned.

Connection with Nature: Bring nature indoors by growing plants, creating gardens, and using natural elements in your decor.

Intention: Set the intention to create harmonious and revitalizing spaces that promote well-being and connection with nature.

Gratitude: Express gratitude for the vital energy of environments and for the opportunity to contribute to the healing of the planet.

Arcturian Healing for the Environment invites us to be agents of healing and transformation, harmonizing the spaces we inhabit and contributing to the healing of the planet. By using Arcturian healing tools and techniques, you will be raising the vibration of environments, transmuting dense energies, and co-creating a more harmonious and sustainable world for all beings.

Chapitre 36
Guérison pour les Entreprises

La prospérité dans les affaires est le reflet direct de l'harmonie entre le but, l'éthique et l'énergie qui sous-tend chaque entreprise. La Guérison Arcturienne pour les Entreprises vous invite à aligner vos activités professionnelles sur les valeurs les plus élevées, en promouvant un environnement où l'éthique, la compassion et le but sont les fondements du succès. Ce processus n'est pas seulement une pratique isolée, mais une intégration holistique qui potentialise votre vision du succès, en unissant les exigences du marché au besoin de créer un impact positif sur le monde. En adoptant cette approche, vous transformez votre environnement de travail en un espace vibrant, productif et inspirant, où la créativité s'écoule naturellement et où la prospérité se manifeste comme un résultat organique de votre connexion à un but plus élevé.

Pour mettre en œuvre cette vision de manière pratique, il est essentiel de cultiver un espace de travail qui reflète les valeurs spirituelles et humaines les plus élevées. L'harmonisation de l'environnement, par exemple, va au-delà des aspects physiques ; il s'agit d'ajuster les énergies qui circulent dans le lieu, en utilisant des techniques telles que la purification énergétique avec des cristaux, des sons ou d'autres ressources vibratoires. Cette pratique non seulement renouvelle l'atmosphère, mais favorise également un sentiment de légèreté et de clarté mentale, qui profite autant aux individus qu'à l'équipe dans son ensemble. De plus, adopter une attitude consciente par rapport à la prospérité signifie reconnaître que l'abondance découle d'intentions claires, de décisions éthiques et d'un engagement authentique envers le bien commun, en alignant chaque pas effectué dans l'entreprise sur les principes universels.

Au cœur de cette transformation se trouve la valorisation des personnes qui font partie de votre parcours entrepreneurial. Lorsque les collaborateurs se sentent respectés, motivés et alignés sur le but de l'organisation, l'impact collectif est amplifié. Cela exige un effort conscient pour renforcer la communication authentique, dissoudre les conflits et favoriser un esprit de collaboration qui transcende les intérêts individuels. Cette approche crée une synergie puissante, où chaque membre de l'équipe perçoit son rôle comme faisant partie d'un tout harmonieux et durable. Avec la guidance arcturienne, cette intégration spirituelle au monde des affaires non seulement favorise la prospérité, mais apporte également un profond sentiment d'accomplissement et de contribution, en alignant vos actions sur les principes qui comptent vraiment.

Les Arcturiens, avec leur vision holistique du succès, comprennent que la prospérité dans les affaires va au-delà du profit financier. Pour eux, le véritable succès se manifeste lorsque le travail est aligné sur le but de l'âme, contribue au bien-être de la communauté et se développe avec éthique, responsabilité et respect pour toutes les personnes impliquées. La Guérison Arcturienne pour les Entreprises nous invite à intégrer la spiritualité au monde professionnel, en utilisant les outils de guérison pour créer un environnement de travail harmonieux, attirer la prospérité, renforcer l'équipe et construire des entreprises prospères et alignées sur le bien commun.

Intégrer la Spiritualité aux Affaires :

Souvent, le monde des affaires est perçu comme un environnement compétitif et matérialiste, où la recherche du profit l'emporte sur les valeurs humaines et l'éthique. La Guérison Arcturienne pour les Entreprises nous invite à remettre en question cette vision, en plaçant la spiritualité au centre de nos activités professionnelles. En intégrant l'éthique, la compassion, la collaboration et le but à nos entreprises, nous créons un environnement de travail plus harmonieux, prospère et durable, où toutes les personnes impliquées se sentent valorisées et contribuent au succès de l'entreprise.

Techniques de Guérison pour les Entreprises :

Harmonisation de l'environnement de travail : Utilisez des techniques de purification énergétique pour éliminer les énergies denses et stagnantes de l'environnement de travail. Vous pouvez utiliser de l'encens, des cristaux, des sons ou l'énergie arcturienne elle-même pour purifier et harmoniser l'espace, créant ainsi un environnement plus léger, productif et inspirant.

Prospérité et Abondance : Utilisez la loi de l'attraction et la visualisation pour attirer la prospérité et l'abondance dans vos affaires. Visualisez votre entreprise prospérant, vos clients satisfaits et l'abondance circulant dans tous les domaines de votre entreprise.

Renforcement de l'équipe : Encouragez l'unité, la collaboration et l'esprit d'équipe parmi vos collaborateurs. Créez un environnement de travail où chacun se sent respecté, valorisé et motivé à contribuer au succès de l'entreprise. Utilisez la Guérison Arcturienne pour les Entreprises pour harmoniser les relations interpersonnelles, dissoudre les conflits et promouvoir une communication authentique.

Éthique et But : Définissez la mission, la vision et les valeurs de votre entreprise, en les alignant sur votre but d'âme et sur le bien commun. Construisez une entreprise qui contribue à la société, qui respecte l'environnement et qui favorise le développement humain et spirituel.

Prise de décision consciente : Utilisez l'intuition, la méditation et la connexion avec les Arcturiens pour prendre des décisions conscientes et alignées sur le but de votre entreprise. Faites confiance à votre sagesse intérieure et suivez les conseils des Arcturiens pour prendre des décisions qui profitent à toutes les personnes impliquées.

Appliquer la Guérison pour les Entreprises :

Créez un espace sacré : Créez un espace sacré dans votre environnement de travail, où vous pouvez vous connecter à l'énergie arcturienne, méditer, vous détendre et recharger vos énergies.

Purification : Purifiez régulièrement l'environnement de travail, en éliminant les énergies denses et stagnantes.

Visualisation : Visualisez votre entreprise prospérant, vos clients satisfaits et l'abondance circulant dans tous les domaines.

Communication : Encouragez une communication authentique et respectueuse entre les membres de l'équipe.

Éthique : Agissez avec éthique, responsabilité et respect envers toutes les personnes impliquées dans vos affaires.

Gratitude : Exprimez votre gratitude pour le succès de votre entreprise, pour vos clients, vos collaborateurs et pour toutes les opportunités que la vie vous offre.

La Guérison Arcturienne pour les Entreprises nous invite à construire des entreprises prospères et conscientes, qui contribuent au bien-être de l'humanité et de la planète. En intégrant la spiritualité au monde professionnel, en utilisant les outils de guérison et en suivant les conseils des Arcturiens, vous créerez une entreprise qui vous apportera l'épanouissement, l'abondance et la satisfaction de contribuer à un monde meilleur.

Chapitre 37
Guérison et Ascension Planétaire

L'humanité est plongée dans un moment de profonde transformation, où chaque individu est invité à reconnaître sa connexion au cosmos et son rôle dans l'élévation de la vibration de la planète. La Guérison et l'Ascension Planétaire Arcturiennes proposent une approche intégrée, où l'énergie curative et la sagesse universelle s'unissent pour propulser la Terre et ses habitants vers une nouvelle fréquence de conscience. Ce processus transcende les barrières individuelles et sociales, favorisant un éveil collectif qui s'aligne sur l'harmonie universelle, la paix intérieure et l'unité globale. Chaque pensée, action et intention positive contribue à ce voyage d'évolution planétaire, devenant un point de lumière qui illumine le chemin vers une nouvelle ère d'équilibre et d'amour inconditionnel.

Le contexte actuel, marqué par les changements climatiques, les défis sociaux et les crises existentielles, reflète le besoin urgent de réévaluer les fondements qui soutiennent l'humanité. L'ascension planétaire n'est pas seulement un phénomène énergétique, mais un appel à la responsabilité collective. Élever la vibration exige d'abandonner les schémas limitants et de cultiver des actions alignées sur les valeurs universelles de respect et de durabilité. L'énergie arcturienne, avec sa haute fréquence, agit comme un pont pour cette transition, aidant l'humanité à surmonter les blocages émotionnels, les peurs et les résistances, tout en favorisant l'intégration de nouvelles perspectives. Cette élévation de conscience est essentielle pour pouvoir construire une réalité plus connectée et compatissante.

Contribuer à l'ascension de la planète est une tâche à la fois personnelle et collective. Des pratiques telles que la méditation, la connexion à la nature et la réflexion sur le but de la vie sont des outils essentiels pour aligner nos énergies sur les fréquences les plus élevées. Grâce à la guérison arcturienne, nous sommes guidés pour débloquer notre potentiel divin et agir comme des catalyseurs de transformation. La Terre, en tant qu'organisme vivant, répond à l'amour, à la gratitude et à l'intention de ses habitants. En adoptant des pratiques qui favorisent la durabilité, la collaboration et la compassion, nous créons un impact positif qui résonne non seulement dans notre environnement immédiat, mais aussi dans le réseau cosmique qui relie tous les êtres. C'est l'essence d'une nouvelle ère de lumière, qui naît de l'union entre la sagesse ancestrale et l'évolution spirituelle.

Les Arcturiens, avec leur conscience cosmique avancée, observent la Terre et l'humanité avec amour et compassion, nous guidant vers l'ascension planétaire. L'ascension est un processus évolutif qui élève la vibration de la planète et de l'humanité, en élargissant la conscience, en éveillant le potentiel divin et en nous conduisant vers une nouvelle ère de lumière et d'harmonie. C'est un voyage de profonde transformation qui affecte tous les aspects de la vie, du niveau individuel au niveau collectif, nous propulsant vers une réalité plus élevée, où l'amour, la paix et l'unité prévalent.

Comprendre l'Ascension Planétaire :

L'ascension planétaire est un processus en cours depuis des millénaires, mais qui s'est intensifié au cours des dernières décennies. La Terre et l'humanité traversent une profonde transformation énergétique, qui se manifeste à plusieurs niveaux :

Élévation de la vibration : La fréquence vibratoire de la planète s'élève, propulsant l'humanité vers une conscience plus étendue et connectée à l'univers.

Éveil de la conscience : De plus en plus de personnes s'éveillent à leur vraie nature divine, remettant en question les vieilles croyances et recherchant un sens plus profond à leur vie.

Changements planétaires : Nous assistons à des changements climatiques, des catastrophes naturelles et des transformations géologiques qui reflètent l'intensification de l'énergie planétaire et la nécessité de changement et d'adaptation.

Transformation sociale : Les structures sociales, politiques et économiques sont remises en question, ouvrant la voie à de nouveaux modèles basés sur la collaboration, la justice sociale et la durabilité.

Défis de l'Ascension :

L'ascension planétaire est un processus difficile, qui nous invite à affronter nos peurs, nos insécurités et nos schémas limitants. L'intensification de l'énergie planétaire peut faire remonter à la surface des émotions refoulées, des conflits et des résistances au changement. Il est important de garder son calme, sa confiance et sa connexion à son Soi Supérieur pendant ce processus, en recherchant le soutien de la guérison arcturienne et des pratiques spirituelles qui vous apportent équilibre et paix intérieure.

Comment la Guérison Arcturienne Aide à l'Ascension :

La Guérison Arcturienne offre des outils et des techniques qui aident au processus d'ascension planétaire, tant au niveau individuel que collectif :

Élévation de la vibration : Les techniques de guérison arcturienne élèvent la vibration individuelle et collective, facilitant l'adaptation aux nouvelles fréquences énergétiques de la planète.

Guérison émotionnelle : La guérison émotionnelle arcturienne aide à libérer les traumatismes, les peurs et les blocages émotionnels, permettant à l'humanité de se libérer du passé et d'embrasser l'avenir avec plus de légèreté et de confiance.

Expansion de la conscience : Les techniques arcturiennes élargissent la conscience, éveillent le potentiel divin et connectent l'humanité à la sagesse cosmique.

Guérison de la planète : La guérison planétaire arcturienne harmonise les énergies telluriques, purifie les écosystèmes et favorise l'équilibre écologique, aidant à la guérison de la Terre et à la création d'un avenir durable.

Unité et collaboration : La Guérison Arcturienne favorise l'unité et la collaboration entre les êtres humains, inspirant la création d'une nouvelle société basée sur l'amour, la compassion et la justice sociale.

Contribuer à l'Ascension Planétaire :

Élevez votre vibration : Cultivez des pensées et des émotions positives, pratiquez la méditation, connectez-vous à la nature et utilisez d'autres techniques pour élever votre vibration et contribuer à l'élévation de la vibration de la planète.

Guérissez vos blessures : Libérez-vous des traumatismes, des croyances limitantes et des schémas du passé qui vous empêchent d'avancer dans votre cheminement évolutif.

Élargissez votre conscience : Remettez en question vos croyances, recherchez de nouvelles connaissances et ouvrez-vous à de nouvelles perspectives et réalités.

Connectez-vous à votre Soi Supérieur : Renforcez votre connexion à votre Soi Supérieur, en recherchant des conseils et de l'inspiration pour votre voyage.

Collaborez à la guérison de la planète : Adoptez des pratiques durables, prenez soin de la nature, promouvez la paix et inspirez les autres à se joindre à ce voyage de transformation.

La Guérison et l'Ascension Planétaire Arcturiennes nous invitent à participer activement à la création d'une nouvelle ère de lumière, où l'humanité s'éveille à sa vraie nature divine et co-crée un avenir de paix, de conscience et d'unité. Faites confiance à la sagesse des Arcturiens, abandonnez-vous au flux de la vie et laissez l'énergie aimante de l'univers vous guider dans votre voyage d'ascension.

Chapitre 38
Éveil de la Conscience

Embarquez pour un voyage d'auto-découverte et d'expansion avec l'Éveil de la Conscience Arcturienne, un processus transformateur qui vous libère des illusions de la réalité limitée et vous connecte à votre véritable essence divine. Imaginez-vous en train d'ouvrir les yeux sur une nouvelle réalité, où la perception s'élargit, l'intuition s'aiguise et la connexion avec l'univers s'intensifie. Dans ce chapitre, nous explorerons la profonde transformation de l'éveil de la conscience, en comprenant les étapes de ce processus, les défis à surmonter et comment l'énergie arcturienne peut vous aider dans ce voyage de connaissance de soi et d'évolution spirituelle.

L'éveil de la conscience est un appel à transcender les limitations de l'ego, à se libérer des croyances limitantes et à se connecter à la sagesse, à l'amour et à la paix qui résident en vous. C'est un processus graduel d'expansion de la perception, où vous devenez plus conscient de vous-même, des autres et de l'univers qui vous entoure. Les Arcturiens, avec leur sagesse et leur compassion, vous guident dans ce processus, vous aidant à vous éveiller à votre vraie nature divine et à manifester votre potentiel illimité.

Étapes de l'Éveil de la Conscience :

L'éveil de la conscience est un voyage individuel, avec des nuances et des rythmes propres à chaque personne. Cependant, certaines étapes communes peuvent être observées dans ce processus :

2. Questionnement : Vous commencez à remettre en question les croyances et les valeurs qui vous ont été enseignées,

en cherchant un sens plus profond à la vie et en questionnant la nature de la réalité.

3. Recherche de Connaissance : Vous vous sentez attiré par les connaissances spirituelles, les philosophies et les pratiques qui élargissent votre vision du monde et vous connectent à votre essence intérieure.

4. Connaissance de Soi : Vous vous consacrez à la connaissance de soi, en explorant vos émotions, vos pensées et vos comportements, en cherchant à comprendre vos schémas et à vous libérer des conditionnements limitants.

5. Guérison Intérieure : Vous entamez un processus de guérison intérieure, en libérant les traumatismes, les blessures émotionnelles et les croyances limitantes qui vous empêchent de vivre pleinement.

6. Expansion de la Conscience : Votre perception de la réalité s'étend, vous devenez plus intuitif, compatissant et connecté à l'univers.

7. Connexion avec le Soi Supérieur : Vous renforcez votre connexion avec votre Soi Supérieur, en recevant des conseils, de l'inspiration et de la force pour poursuivre votre chemin évolutif.

8. Service Aimant : Vous vous sentez inspiré à servir les autres, en partageant vos dons et vos talents pour contribuer à la guérison de la planète et de l'humanité.

Défis de l'Éveil :

L'éveil de la conscience peut apporter des défis, tels que :

Résistance de l'Ego : L'ego, attaché à son identité limitée, peut résister au processus d'éveil, créant des peurs, des insécurités et des doutes.

Conflits Intérieurs : La confrontation avec des croyances limitantes et des schémas du passé peut générer des conflits intérieurs et des défis émotionnels.

Changements dans la Vie : L'éveil de la conscience peut entraîner des changements significatifs dans votre vie, comme un changement de carrière, la fin de relations ou la recherche de nouvelles voies.

Solitude : Vous pouvez vous sentir seul dans votre cheminement, car tous ceux qui vous entourent ne comprennent pas ou ne partagent pas votre quête spirituelle.

Comment l'Énergie Arcturienne Aide à l'Éveil :

Les Arcturiens, avec leur sagesse et leur compassion, aident au processus d'éveil de la conscience :

Élévation de la Vibration : L'énergie arcturienne élève votre vibration, facilitant l'expansion de la conscience et la connexion avec votre Soi Supérieur.

Guérison Énergétique : La guérison énergétique arcturienne supprime les blocages, harmonise les chakras et équilibre les corps subtils, aidant à la guérison intérieure et à la libération des schémas limitants.

Expansion de la Conscience : Les Arcturiens utilisent des techniques et des outils pour élargir votre conscience, vous aidant à transcender les limitations de l'ego et à vous connecter à votre vraie nature.

Orientation et Soutien : Les Arcturiens offrent orientation et soutien pendant le processus d'éveil, vous aidant à naviguer à travers les changements et les défis qui surviennent dans votre voyage.

L'éveil de la conscience est un voyage d'auto-découverte et de libération, où vous vous connectez à votre véritable essence divine et manifestez votre potentiel illimité. Faites confiance à la sagesse des Arcturiens, abandonnez-vous au flux de la vie et laissez l'énergie aimante de l'univers vous guider dans votre voyage d'éveil.

Chapitre 39
But de l'Âme

Le but de l'âme est l'essence qui guide votre existence, un appel unique qui résonne profondément en vous, dirigeant vos actions vers l'accomplissement personnel et l'impact positif sur le monde. Le découvrir signifie plonger dans votre vraie nature, reconnaître vos dons, vos talents et la manière unique dont vous pouvez contribuer au bien commun. Ce voyage d'auto-découverte n'est pas seulement un chemin de réalisation individuelle, mais aussi un lien qui vous connecte à la toile universelle de la vie, où chaque pas vers le but renforce l'harmonie collective et élève l'énergie de la planète. En vous alignant sur cette mission, vous ressentez un sentiment de sens et de plénitude qui transcende les limites de la vie quotidienne.

Identifier le but de l'âme exige un processus conscient d'introspection et d'ouverture. Il peut se manifester de diverses manières, comme un désir de servir les autres, de créer quelque chose de transformateur ou simplement de vivre avec authenticité et joie. La connexion avec votre intuition est fondamentale dans ce processus, car elle agit comme un guide interne, indiquant les directions qui résonnent le plus avec votre essence. La méditation et le silence intérieur sont des pratiques puissantes qui permettent d'accéder à la sagesse de l'âme, tandis que l'exploration des intérêts et des talents aide à révéler ce qui vous inspire et vous motive vraiment. Les Arcturiens, avec leur énergie compatissante et guidante, offrent un soutien pendant ce voyage, aidant à apporter clarté et confiance au milieu des incertitudes.

Vivre le but de l'âme est un acte de courage et d'authenticité. Il est nécessaire de surmonter les peurs, les insécurités et les croyances limitantes qui peuvent surgir en chemin, en les reconnaissant comme des opportunités de croissance et de transformation. La persévérance face aux défis et l'engagement envers votre vérité intérieure sont des éléments cruciaux pour manifester votre mission. Lorsque vous intégrez votre but dans votre vie, chaque action devient une expression de votre essence la plus élevée, créant un impact qui inspire et transforme ceux qui vous entourent. Cette connexion profonde avec votre âme apporte non seulement l'accomplissement personnel, mais aussi une contribution significative au monde, renforçant les liens d'amour, de compassion et d'unité qui soutiennent l'humanité.

Les Arcturiens, avec leur profonde compréhension de l'âme humaine, nous enseignent que chaque être a un but unique et spécial à accomplir sur Terre. Le but de l'âme est la raison pour laquelle vous êtes ici, la mission que votre âme a choisi de réaliser dans cette incarnation. C'est comme une boussole interne qui vous guide vers l'accomplissement, le bonheur et la plénitude. La connexion avec le but de l'âme donne un sens à la vie, éveille la passion, stimule l'action et vous connecte à votre véritable essence.

Dévoiler votre But de l'Âme :

Le but de l'âme se manifeste de différentes manières pour chaque personne. Il peut être lié à votre profession, à vos relations, à votre créativité, à votre service aux autres ou à tout autre domaine de la vie qui vous apporte l'épanouissement et vous permet d'exprimer vos dons et vos talents. Pour dévoiler votre but de l'âme, les Arcturiens nous invitent à entreprendre un voyage de connaissance de soi, en se connectant à la sagesse intérieure et en s'ouvrant aux conseils de l'univers.

Techniques pour Découvrir votre But :

Intuition : Votre intuition est la boussole qui vous guide vers votre but de l'âme. Prêtez attention à vos sentiments, à vos "insights" et aux synchronicités qui apparaissent dans votre vie. Qu'est-ce qui vous apporte joie, enthousiasme et passion ? Quelles activités vous font perdre la notion du temps ? Votre intuition vous montrera le chemin.

Méditation : La méditation calme l'esprit, réduit au silence l'ego et ouvre un espace pour la connexion avec votre âme. Méditez avec l'intention de vous connecter à votre but de l'âme, en posant des questions comme : "Quelle est ma mission dans cette vie ?" "Quels sont mes dons et mes talents ?" "Comment puis-je contribuer au monde ?"

Connaissance de Soi : Consacrez-vous à la connaissance de soi, en explorant vos valeurs, vos passions, vos talents et vos compétences. Reconnaissez vos forces et vos faiblesses, vos rêves et vos aspirations. Plus vous vous connaissez, plus vous aurez de clarté sur votre but de l'âme.

Connexion avec les Arcturiens : Invoquez la présence des Arcturiens, en demandant leurs conseils et leur aide pour découvrir votre but de l'âme. Les Arcturiens peuvent vous offrir des "insights", des messages et des signes qui vous guident dans votre voyage.

Expérimentation : Essayez différentes activités, explorez vos intérêts et suivez votre curiosité. L'expérimentation vous permet de découvrir vos talents, d'éveiller vos passions et de trouver le chemin qui résonne avec votre âme.

Vivre votre But :

Une fois que vous avez découvert votre but de l'âme, il est temps de le vivre avec passion et authenticité. Intégrez votre but dans vos actions, vos décisions et vos relations. Exprimez vos dons et vos talents avec joie, en contribuant au monde et en faisant la différence dans la vie des gens.

Défis et Obstacles :

Le voyage vers le but de l'âme peut présenter des défis, tels que :

Peurs et Insécurités : La peur de l'échec, du rejet ou du jugement peut vous empêcher de suivre votre but de l'âme.

Croyances Limitantes : Les croyances limitantes sur vous-même, votre potentiel et vos capacités peuvent bloquer la réalisation de votre but.

Distractions : Les distractions de la vie quotidienne, les responsabilités et les pressions extérieures peuvent vous détourner de votre chemin.

Surmonter les Défis :

Confiance : Ayez confiance en vous, en vos talents et en la guidance de l'univers.

Connaissance de Soi : Identifiez et libérez-vous des croyances limitantes et des schémas d'auto-sabotage.

Concentration : Restez concentré sur votre but, en priorisant vos actions et en consacrant du temps et de l'énergie à la réalisation de votre mission.

Persévérance : Soyez persévérant dans votre voyage, en surmontant les obstacles et en apprenant des défis.

Le but de l'âme est un appel à manifester votre mission de vie, en exprimant vos dons et vos talents avec passion et authenticité. En vous connectant à votre but, vous vivrez en alignement avec votre âme, en contribuant au monde et en réalisant votre plein potentiel. Faites confiance à la sagesse des Arcturiens, suivez votre intuition et embrassez le voyage de découverte et de réalisation de votre but de l'âme.

Chapitre 40
Intuition et Guide Intérieur

L'intuition est une boussole interne qui vous connecte à la sagesse infinie de l'univers et à votre propre essence divine, vous guidant vers des décisions alignées avec votre objectif et une vie pleine de sens. Cette connexion subtile, souvent ignorée au milieu du bruit quotidien, est un outil puissant pour accéder à des idées profondes, identifier des chemins clairs et naviguer dans les défis avec confiance et sérénité. Cultiver cette sensibilité, c'est s'ouvrir à une relation plus intime avec soi-même et avec les forces spirituelles qui vous soutiennent, permettant à la voix intérieure d'être une alliée constante dans votre cheminement d'évolution.

Reconnaître l'intuition exige de l'attention et de la pratique. Elle se manifeste de manière unique pour chaque personne, que ce soit comme une prémonition, une sensation physique, une vision ou une pensée soudaine qui surgit avec clarté et précision. La différence entre l'intuition et les voix de l'ego réside dans la tranquillité qu'elle transmet : tandis que l'ego crie et exige, l'intuition murmure avec conviction. Renforcer ce canal de communication demande de la patience et du dévouement, mais les avantages sont transformateurs. La méditation est une pratique essentielle dans ce processus, car elle apaise l'esprit, réduit les distractions et crée un espace où l'intuition peut être entendue plus clairement.

De plus, se connecter avec le guide intérieur est une étape fondamentale pour intégrer l'intuition dans votre vie quotidienne. Ce guide est une extension de votre essence divine, toujours présent pour offrir une orientation aimante et des conseils sages. Pour renforcer cette relation, il est essentiel d'établir une routine d'introspection, comme réserver des moments quotidiens pour invoquer sa présence, écouter ses messages et exprimer sa gratitude. Au fur et à mesure que la connexion avec le guide intérieur s'approfondit, vous réalisez que vos décisions deviennent plus confiantes et fluides, car elles sont fondées sur une sagesse qui transcende les limites du raisonnement logique. Cette intégration entre l'intuition et le guide intérieur vous permet de vivre de manière plus alignée, authentique et harmonieuse, avec clarté pour relever les défis et enthousiasme pour saisir les opportunités.

Les Arcturiens, avec leur profonde connexion aux plans supérieurs, reconnaissent l'intuition comme un canal direct de communication avec l'âme et le guide intérieur. L'intuition est la voix subtile de la sagesse intérieure, qui se manifeste à travers des sentiments, des "insights", des pressentiments et des synchronicités. C'est la boussole qui nous guide vers notre objectif d'âme, nous aidant à prendre des décisions alignées avec notre vérité intérieure et à manifester nos rêves.

Reconnaître la Voix de l'Intuition :

L'intuition se manifeste de différentes manières pour chaque personne. Cela peut être un sentiment subtil, une voix intérieure, une image qui surgit dans votre esprit, une sensation physique ou une synchronicité qui attire votre attention. Pour reconnaître la voix de l'intuition, il est important de cultiver la pleine conscience, d'observer vos pensées et vos sentiments sans jugement et d'apprendre à différencier la voix de l'ego de la voix de l'intuition.

Renforcer la Connexion avec le Guide Intérieur :

Le guide intérieur est votre connexion avec le Divin, votre étincelle divine qui réside dans votre cœur. Il est votre maître intérieur, votre conseiller spirituel qui vous guide avec amour et sagesse dans votre cheminement évolutif. Pour renforcer la connexion avec votre guide intérieur, les Arcturiens nous enseignent à :

Méditer : La méditation apaise l'esprit, réduit au silence l'ego et ouvre un espace pour la connexion avec le guide intérieur.

Méditez avec l'intention de vous connecter avec votre guide, en demandant orientation, guérison et inspiration.

Invoquer : Invoquez la présence de votre guide intérieur, en l'appelant par le nom que vous lui avez attribué ou simplement en demandant son assistance et ses conseils.

Écouter : Apprenez à écouter la voix de votre guide intérieur, en prêtant attention à vos sentiments, "insights" et intuitions.

Faire confiance : Ayez confiance en la sagesse de votre guide intérieur, même si ses messages semblent difficiles ou différents de ce que vous attendiez.

Remercier : Remerciez votre guide intérieur pour sa présence, ses conseils et son amour inconditionnel.

Intégrer la Sagesse de l'Intuition et du Guide Intérieur :

Auto-observation : Cultivez l'auto-observation, en prêtant attention à vos pensées, sentiments et intuitions.

Journal : Tenez un journal pour enregistrer vos intuitions, "insights" et messages de votre guide intérieur.

Réflexion : Réfléchissez aux messages que vous recevez, en cherchant à comprendre leur signification et comment les appliquer dans votre vie.

Action : Agissez selon les conseils de votre intuition et de votre guide intérieur, en faisant confiance à la sagesse qu'ils vous apportent.

Défis et Obstacles :

Doutes et peurs : L'ego peut créer des doutes et des peurs, rendant difficile la confiance en l'intuition et le guide intérieur.

Croyances limitantes : Les croyances limitantes sur vous-même et votre capacité à vous connecter à la sagesse intérieure peuvent bloquer l'intuition.

Distractions : Les distractions de la vie quotidienne, l'excès d'informations et le manque de temps pour se connecter avec soi-même peuvent entraver la communication avec l'intuition et le guide intérieur.

Surmonter les Défis :

Confiance : Cultivez la confiance en vous et en la sagesse de votre guide intérieur.

Connaissance de soi : Identifiez et libérez-vous des croyances limitantes et des schémas d'auto-sabotage.

Pratique : Pratiquez la méditation, la pleine conscience et d'autres techniques qui renforcent l'intuition et la connexion avec le guide intérieur.

L'Intuition et le Guide Intérieur Arcturien vous invitent à vivre avec clarté, détermination et confiance, guidé par la sagesse qui réside en vous. En vous connectant à votre intuition et à votre guide intérieur, vous ouvrez les portes à une vie plus authentique, épanouissante et alignée avec votre véritable essence.

Chapitre 41
Autoguérison et Connaissance de Soi

L'Autoguérison et la Connaissance de Soi Arcturiennes se révèlent comme une invitation directe à un processus de transformation intérieure, fondé sur la redécouverte du potentiel inné de guérison et la connexion à la sagesse essentielle qui réside en chaque individu. Ce voyage commence par la reconnaissance que la force de guérison n'est pas quelque chose d'externe, mais une manifestation interne qui peut être accessible par l'harmonisation du corps, de l'esprit et de l'âme. Avec l'aide de l'énergie arcturienne, nous sommes conduits à débloquer des schémas limitants, à cultiver l'équilibre et à révéler notre essence la plus authentique. Ce processus non seulement éveille la conscience de soi, mais aussi augmente notre capacité à suivre un chemin de santé globale et d'autonomie avec sécurité et clarté.

Grâce à des outils transformateurs, tels que la méditation, la respiration consciente et les pratiques de guérison énergétique, il est possible d'accéder à des couches profondes de notre psyché et de libérer les blocages qui empêchent le flux harmonieux de l'énergie vitale. La méditation, par exemple, émerge comme un point central de cette pratique, car elle apaise l'esprit et ouvre des portes à la guidance intérieure. Les techniques arcturiennes, comme l'utilisation de cristaux et l'imposition des mains, intensifient le processus d'alignement énergétique, favorisant une connexion plus intime avec notre essence de guérison. De plus, la respiration consciente et la visualisation créative nous permettent d'établir un pont avec le champ d'énergie subtile, en projetant des intentions de guérison qui se manifestent physiquement et émotionnellement. Tout cela est renforcé par l'utilisation d'affirmations positives qui, en reprogrammant les croyances limitantes, deviennent des alliés puissants dans la culture de la confiance en nos capacités innées.

En embrassant la responsabilité de notre propre bien-être, nous transcendons la posture passive par rapport à la guérison et adoptons une vision proactive. Cet engagement implique des pratiques quotidiennes allant des choix alimentaires conscients et des activités physiques agréables à la recherche d'un sommeil réparateur et de techniques efficaces de gestion du stress. De plus, le contact avec la nature, si apprécié par les enseignements arcturiens, renforce le sentiment d'unité avec l'univers, apportant une énergie régénératrice et un équilibre. Cet éveil du guérisseur intérieur marque un retour à l'essentiel : une vie guidée par la conscience de soi, l'intégrité et la confiance en notre capacité à créer et à maintenir l'harmonie dans toutes les dimensions de notre être.

Ainsi, le chemin de l'autoguérison et de la connaissance de soi s'établit comme un fondement de transformation, qui non seulement transcende les défis, mais redéfinit également la relation avec soi-même. Grâce à des pratiques régulières et à l'application des outils arcturiens, chaque étape de ce processus devient une opportunité d'intégrer santé, sagesse et autonomisation, résultant en une vie plus épanouissante et connectée à notre potentiel illimité.

Les Arcturiens, avec leur profonde sagesse et compassion, nous enseignent que l'autoguérison est un processus inhérent à tous les êtres vivants. Notre corps, notre esprit et notre âme possèdent une intelligence innée, une capacité naturelle à se régénérer, à s'équilibrer et à se guérir. L'autoguérison est la clé d'une santé globale, de la libération des schémas limitants et de la manifestation de notre plein potentiel. L'Autoguérison et la Connaissance de Soi Arcturiennes nous invitent à accéder à cette sagesse intérieure, à assumer la responsabilité de notre santé et de notre bien-être, et à utiliser les outils arcturiens pour suivre un chemin de guérison, de croissance et d'autonomie.

Le Voyage de la Connaissance de Soi :

La connaissance de soi est la base de l'autoguérison. En nous connaissant profondément, nous comprenons nos schémas, nos croyances, nos émotions et nos motivations, en identifiant les racines de nos déséquilibres et en accédant à la sagesse intérieure qui nous guide dans la guérison. Le voyage de la connaissance de soi est un processus continu de découvertes, où nous explorons les profondeurs de notre être, reconnaissons nos ombres et nous éveillons à notre véritable essence.

Outils Arcturiens pour l'Autoguérison :

Les Arcturiens nous offrent divers outils pour aider à l'autoguérison :

Méditation : La méditation apaise l'esprit, harmonise les émotions et nous connecte à notre sagesse intérieure. Grâce à la méditation, nous pouvons accéder aux conseils de notre Moi Supérieur, recevoir des informations sur nos défis et trouver des chemins vers la guérison.

Guérison Énergétique : Les techniques de guérison énergétique arcturiennes, telles que l'imposition des mains, la chromothérapie et l'utilisation de cristaux, aident à harmoniser les chakras, à libérer les blocages énergétiques et à renforcer le système immunitaire.

Respiration Consciente : La respiration consciente est un outil puissant pour réguler les émotions, calmer l'esprit et favoriser la relaxation. Grâce à la respiration, nous pouvons libérer les tensions, oxygéner le corps et nous connecter à notre énergie vitale.

Visualisation : La visualisation créative nous permet de nous connecter à notre capacité de guérison, en imaginant notre corps se régénérer, nos émotions s'équilibrer et notre esprit s'apaiser.

Affirmations : Les affirmations positives sont des outils puissants pour reprogrammer les croyances limitantes et renforcer la confiance en soi. Répétez des affirmations qui expriment la santé, le bien-être et l'autonomisation, en imprimant dans votre esprit la croyance en votre capacité à vous guérir.

Prendre la Responsabilité de sa Guérison :

L'autoguérison est un processus actif qui exige responsabilité et engagement. Assumez la responsabilité de votre santé et de votre bien-être, en faisant des choix conscients qui favorisent l'équilibre physique, émotionnel et spirituel.

Alimentation Consciente : Nourrissez-vous consciemment, en choisissant des aliments nutritifs qui vous apportent vitalité.

Exercice Physique : Bougez votre corps avec joie, en pratiquant des activités physiques qui vous apportent plaisir et bien-être.

Sommeil Réparateur : Dormez suffisamment pour que votre corps et votre esprit se régénèrent et se guérissent.

Gestion du Stress : Apprenez à gérer le stress en utilisant des techniques de relaxation, de méditation et de respiration consciente.

Connexion avec la Nature : Connectez-vous avec la nature, en absorbant l'énergie vitale de la terre, du soleil et de l'air pur.

L'Autoguérison et la Connaissance de Soi Arcturiennes vous invitent à éveiller le guérisseur qui réside en vous, en accédant à la sagesse innée de votre corps, de votre esprit et de votre âme. En vous connaissant profondément, en utilisant les outils arcturiens et en assumant la responsabilité de votre guérison, vous suivrez un chemin d'autonomie, d'autonomisation et de transformation, manifestant votre santé globale et votre potentiel illimité.

Chapitre 42
Pardon et Compassion

Le Pardon et la Compassion Arcturiens offrent un portail vers la guérison émotionnelle et spirituelle, nous guidant dans la libération de la souffrance accumulée et la construction d'une vie plus légère et harmonieuse. Ce chemin commence par la reconnaissance que le pardon n'est pas un acte d'approbation ou d'oubli du passé, mais plutôt un choix conscient de se libérer des chaînes émotionnelles qui nous maintiennent prisonniers de la douleur et du ressentiment. L'énergie compatissante des Arcturiens nous aide à regarder nos blessures avec acceptation, les transformant en opportunités d'apprentissage et de croissance, tandis que nous nous reconnectons à l'amour inconditionnel qui réside dans notre cœur.

Ce processus implique une profonde réflexion sur les circonstances qui ont généré la douleur, accompagnée d'une décision interne de lâcher le poids émotionnel associé à ces expériences. Au lieu de nous accrocher à la colère ou au ressentiment, nous apprenons à voir au-delà des actions, en comprenant les motivations et les limites humaines qui sont souvent à l'origine des conflits. La pratique du pardon nous apprend à abandonner le désir de vengeance ou de contrôle, en remplaçant ces impulsions par l'empathie et un désir sincère de paix intérieure. Ce mouvement non seulement dissout les barrières émotionnelles qui nous séparent des autres, mais favorise également un réalignement énergétique qui profite à notre santé physique, émotionnelle et spirituelle.

La compassion, à son tour, amplifie l'impact du pardon, nous permettant de développer une vision plus large et plus aimante de nous-mêmes et de ceux qui nous entourent. Grâce à elle, il est possible de cultiver l'empathie, en voyant les douleurs et les difficultés des autres comme des expressions d'un cheminement d'apprentissage semblable au nôtre. Lorsque nous accueillons nos propres erreurs avec compassion, nous ouvrons la voie à l'auto-pardon, un aspect vital de ce processus transformateur. En nous libérant de la culpabilité et de l'auto-jugement, nous retrouvons notre essence la plus pure, reconstruisant la relation avec nous-mêmes sur des bases d'acceptation et d'amour inconditionnel. Ainsi, le pardon cesse d'être un acte ponctuel et devient un état d'être, un flux continu de compréhension et de réconciliation qui imprègne nos interactions et nos pensées.

Emprunter ce chemin de pardon et de compassion est un cadeau que nous nous offrons. En nous libérant des liens du passé, nous créons un espace pour une vie plus légère, guidée par des relations saines et une profonde paix intérieure. Avec l'aide des pratiques arcturiennes, telles que la méditation, les affirmations positives et les exercices d'empathie, ce voyage devient encore plus accessible et transformateur, nous aidant à intégrer l'amour et l'harmonie comme forces centrales dans notre quotidien.

Les Arcturiens, avec leur profonde sagesse et compassion, nous enseignent que le pardon est la clé de la libération de la souffrance et de la guérison de l'âme. Lorsque nous nous accrochons à la colère, au ressentiment et à la douleur, nous nous enfermons dans un cycle de douleur et de souffrance, empêchant l'amour et la paix de s'épanouir dans nos cœurs. Le pardon est un acte de libération, un cadeau que vous vous offrez à vous-même et aux autres, ouvrant la voie à la guérison, à la réconciliation et à la transformation.

Comprendre le Pardon :

Pardonner ne signifie pas oublier ou nier ce qui s'est passé, mais plutôt se libérer du poids du passé et choisir d'avancer avec légèreté et compassion. C'est reconnaître la douleur, accepter ce qui s'est passé et choisir de libérer la colère, le ressentiment et la douleur, en les remplaçant par l'amour, la compréhension et la paix intérieure.

Bienfaits du Pardon :

Libération : Le pardon vous libère des liens du passé, vous permettant d'avancer avec légèreté et liberté.

Guérison émotionnelle : Le pardon guérit les blessures émotionnelles, dissolvant la colère, le ressentiment et la douleur qui vous empêchent de vivre en paix.

Paix intérieure : Le pardon apporte la paix intérieure, apaisant l'esprit et ouvrant un espace pour la sérénité et l'harmonie.

Relations saines : Le pardon favorise des relations plus saines, basées sur l'amour, la compréhension et la compassion.

Santé physique : Le pardon est bénéfique pour la santé physique, réduisant le stress, l'anxiété et la tension qui peuvent entraîner des maladies.

Évolution spirituelle : Le pardon est une étape importante dans le cheminement évolutif, vous libérant des schémas karmiques et ouvrant la voie à l'ascension.

Cultiver la Compassion :

La compassion est la capacité de se mettre à la place de l'autre, de comprendre ses difficultés, ses douleurs et ses motivations. C'est un sentiment d'empathie et d'amour inconditionnel qui nous permet de pardonner, d'accepter et d'aimer nous-mêmes et les autres, même face aux erreurs et aux imperfections.

Techniques pour le Pardon et la Compassion :

Reconnaître la douleur : Reconnaissez la douleur que vous ressentez, sans jugement ni résistance. Permettez-vous de ressentir la colère, la douleur et le ressentiment, mais ne vous identifiez pas à ces émotions.

Comprendre : Cherchez à comprendre la situation qui a causé la douleur, les raisons qui ont poussé la personne à agir de cette manière et les leçons que vous pouvez tirer de cette expérience.

Se libérer : Libérez-vous du besoin d'avoir raison, de vous venger ou de punir. Choisissez de vous libérer du passé et d'avancer avec légèreté et compassion.

Cultiver l'empathie : Mettez-vous à la place de l'autre personne, en essayant de comprendre ses douleurs, ses motivations et ses difficultés.

Affirmations : Utilisez des affirmations qui expriment le pardon, la compassion et l'amour inconditionnel, comme "Je me pardonne pour...", "Je pardonne (nom de la personne) pour..." et "Je m'ouvre à l'amour et à la compassion".

Méditation : Méditez avec l'intention de cultiver le pardon et la compassion, en vous visualisant vous libérant du passé et en envoyant de l'amour et de la lumière à vous-même et aux personnes impliquées.

Se Pardonner :

Le pardon à soi est essentiel à la guérison et à la libération. Souvent, nous sommes plus durs envers nous-mêmes qu'envers les autres, cultivant la culpabilité, l'autocritique et l'auto-sabotage. Pardonnez-vous vos erreurs, reconnaissez vos imperfections et embrassez-vous avec amour et compassion.

Le Pardon et la Compassion Arcturiens vous invitent à emprunter un chemin de guérison et de libération, où vous vous libérez des liens du passé, cultivez l'empathie et l'amour inconditionnel, et ouvrez un espace pour la paix intérieure et la réconciliation. Faites confiance à la sagesse des Arcturiens, abandonnez-vous au processus de guérison et permettez au pardon et à la compassion de transformer votre vie.

Chapitre 43
Gratitude et Abondance

La Gratitude et l'Abondance Arcturiennes vous invitent à vous aligner avec l'essence infinie de l'univers, un flux constant d'amour, de prospérité et de réalisations qui est toujours disponible. La pratique de la gratitude est la clé de cette connexion, transformant la façon dont vous percevez le monde et augmentant votre capacité à attirer ce que vous désirez. Au lieu de vous concentrer sur ce qui manque, la gratitude dirige votre attention sur les richesses qui existent déjà dans votre vie, créant une base vibratoire qui attire encore plus de raisons de remercier. Cet état d'appréciation et de reconnaissance est l'essence d'une vie abondante, car il élève votre fréquence énergétique et ouvre des voies vers de nouvelles opportunités.

L'abondance, selon les enseignements arcturiens, ne se limite pas à la dimension matérielle; elle se manifeste dans l'amour, la santé, les relations harmonieuses et la paix intérieure. Souvent, nous sommes tellement absorbés par les exigences et les défis du quotidien que nous oublions d'observer la richesse qui nous entoure. Reconnaître cette abondance exige un changement de perspective, un regard attentif sur les bénédictions qui passent souvent inaperçues, comme le soutien des êtres chers, la beauté de la nature ou même les petits plaisirs du quotidien. Cette pratique de la conscience non seulement apporte une satisfaction immédiate, mais augmente également votre capacité à manifester de nouveaux désirs.

En combinant la gratitude avec l'intention, vous devenez un co-créateur conscient de votre réalité. Visualiser vos rêves comme s'ils étaient déjà réalisés, tout en ressentant une gratitude sincère pour eux, crée un puissant champ magnétique qui attire ce que vous désirez. Les pratiques arcturiennes, comme la méditation focalisée, les affirmations positives et l'utilisation d'un journal de gratitude, sont des outils efficaces pour aligner les pensées et les émotions avec vos objectifs. Chaque acte de gratitude renforce votre connexion à la source universelle d'énergie, débloquant le flux de prospérité dans tous les domaines de la vie et renforçant votre confiance en votre capacité à co-créer une existence pleine et abondante.

Les Arcturiens, avec leur conscience étendue et leur vibration élevée, comprennent l'abondance comme un état naturel de l'univers, un flux infini d'énergie, d'amour et de prospérité accessible à tous les êtres. La gratitude est la clé qui ouvre les portes de l'abondance, un portail qui nous connecte à la fréquence de la prospérité et nous permet de manifester nos rêves avec joie et magnétisme. La Gratitude et l'Abondance Arcturiennes nous invitent à cultiver la gratitude comme un style de vie, à reconnaître l'abondance qui existe déjà dans nos vies et à co-créer une réalité de plénitude et de prospérité dans tous les domaines.

Cultiver la Gratitude comme un État d'Être :

La gratitude n'est pas seulement un sentiment passager, mais un état d'être, une lentille à travers laquelle vous voyez le monde. En cultivant la gratitude, vous vous concentrez sur les bénédictions, les joies et les opportunités que la vie vous offre, élevant votre vibration et attirant plus de raisons de remercier. La gratitude est un aimant qui attire l'abondance, un portail qui vous connecte à la fréquence de la prospérité et du bonheur.

Reconnaître l'Abondance :

L'abondance se manifeste dans tous les domaines de la vie : amour, santé, relations, prospérité, créativité, paix intérieure et connexion spirituelle. Souvent, nous nous concentrons sur ce qui nous manque, oubliant de reconnaître et de remercier pour les bénédictions qui existent déjà dans nos vies. La Gratitude et l'Abondance Arcturiennes nous invitent à ouvrir les yeux sur l'abondance qui nous entoure, à reconnaître la richesse que nous possédons déjà et à célébrer chaque instant avec joie et gratitude.

Manifester ses Rêves :

La gratitude est un puissant catalyseur de la manifestation. Lorsque vous remerciez pour vos rêves comme s'ils étaient déjà réalité, vous vous alignez avec la fréquence de ce que vous désirez, attirant dans votre vie les personnes, les situations et les opportunités qui vous permettent de réaliser vos rêves. La Gratitude et l'Abondance Arcturiennes nous enseignent à utiliser le pouvoir de la gratitude, de la visualisation et de l'affirmation pour manifester nos rêves avec joie, confiance et magnétisme.

Techniques pour Cultiver la Gratitude et l'Abondance :

Journal de Gratitude : Tenez un journal de gratitude, en notant quotidiennement toutes les choses pour lesquelles vous êtes reconnaissant. Écrivez sur les petites joies, les moments spéciaux, les personnes que vous aimez, les opportunités que la vie vous offre et tout ce qui vous apporte bonheur et bien-être.

Méditation de la Gratitude : Méditez avec l'intention de cultiver la gratitude, en visualisant toutes les bénédictions dans votre vie et en ressentant l'émotion de la gratitude remplir votre cœur.

Affirmations d'Abondance : Utilisez des affirmations qui expriment l'abondance que vous souhaitez manifester dans votre vie. Répétez des phrases comme "Je suis reconnaissant pour l'abondance qui coule dans ma vie", "J'attire la prospérité et le succès avec facilité" et "Je suis un aimant pour l'abondance".

Visualisation : Visualisez-vous vivant la vie que vous désirez, entouré d'abondance, d'amour et de bonheur. Ressentez les émotions comme si vos rêves étaient déjà réalité, imprimant cette vibration dans votre champ énergétique.

Actions de Gratitude : Exprimez votre gratitude par des actions, comme remercier les personnes que vous aimez, aider les autres, prendre soin de la nature et contribuer à un monde meilleur.

La Gratitude et l'Abondance Arcturiennes nous invitent à créer un flux d'abondance dans nos vies, en cultivant la gratitude comme un état d'être, en reconnaissant les bénédictions que nous possédons déjà et en manifestant nos rêves avec joie et confiance. En vous connectant à l'énergie de la gratitude, vous ouvrirez les portes à une vie plus épanouissante, prospère et heureuse, en harmonie avec l'univers et avec votre essence divine.

Chapitre 44
Manifestation et Co-création

La Manifestation et la Co-création Arcturiennes révèlent le pouvoir inhérent à chaque être de façonner sa réalité avec intention, clarté et détermination. Ce processus commence par la compréhension que la création ne se produit pas par hasard, mais comme le résultat direct de nos vibrations, pensées et émotions. Lorsque nous assumons le rôle de co-créateurs conscients, nous avons la capacité de diriger ces énergies pour aligner nos désirs avec les forces de l'univers, transformant les rêves en expériences tangibles. L'énergie arcturienne agit comme un guide dans ce processus, amplifiant notre magnétisme et nous aidant à nous connecter au flux créatif universel.

Au cœur de la manifestation se trouve l'intention, qui sert de point focal pour canaliser nos efforts et nos pensées. Une intention claire et spécifique agit comme une boussole, orientant toutes les actions et énergies dans la bonne direction. La visualisation créative complète cette pratique en vous permettant d'expérimenter mentalement la réalisation de vos objectifs, créant une connexion émotionnelle profonde avec ce que vous souhaitez manifester. Cette pratique non seulement renforce votre vibration, mais communique également à l'univers que vous êtes aligné avec vos désirs et prêt à les recevoir.

La gratitude joue un rôle crucial en tant que catalyseur dans ce processus. En exprimant de la gratitude pour les bénédictions que vous possédez déjà et pour les désirs que vous manifestez, vous élevez votre vibration et attirez encore plus d'abondance. Cette énergie est potentialisée par l'action consciente, qui traduit votre intention en mouvements concrets. La manifestation ne consiste pas seulement à rêver ou à désirer ;

elle exige un engagement, une planification et la prise de décisions alignées sur vos objectifs. Ainsi, en intégrant l'intention, la gratitude et l'action, vous devenez un canal actif pour l'énergie créatrice universelle, co-créant une réalité riche en sens, en abondance et en accomplissement.

Les Arcturiens, avec leur conscience avancée et leur connexion aux lois universelles, comprennent la manifestation comme un processus naturel et constant. À chaque pensée, émotion et action, nous créons notre réalité, que ce soit consciemment ou inconsciemment. La Manifestation et la Co-création Arcturiennes nous invitent à prendre le contrôle de ce processus, en devenant des co-créateurs conscients de notre réalité, manifestant nos rêves avec clarté, intention et alignement avec notre mission d'âme.

Comprendre la Loi de l'Attraction :

La Loi de l'Attraction est une loi universelle qui affirme que "le semblable attire le semblable". En d'autres termes, vous attirez dans votre vie ce que vous vibrez, que ce soit en pensées, en émotions ou en actions. Si vous vibrez à la fréquence de l'amour, vous attirerez l'amour ; si vous vibrez à la fréquence de la prospérité, vous attirerez la prospérité. La Manifestation et la Co-création Arcturiennes nous apprennent à utiliser la Loi de l'Attraction de manière consciente, en élevant notre vibration, en nous concentrant sur nos désirs et en co-créant la réalité que nous souhaitons.

Le Pouvoir de l'Intention :

L'intention est la force motrice de la manifestation. C'est l'énergie qui dirige vos pensées, vos émotions et vos actions vers vos objectifs. Définissez vos intentions avec clarté, en spécifiant ce que vous souhaitez manifester dans votre vie. Plus votre intention est claire et ciblée, plus votre capacité à co-créer votre réalité sera puissante.

Visualisation Créative :

La visualisation est un outil puissant pour matérialiser vos rêves. Imaginez-vous vivre la vie que vous désirez, ressentant les émotions, les sensations et les expériences comme si elles étaient déjà réalité. La visualisation envoie un signal clair à l'univers, attirant dans votre vie les personnes, les situations et les opportunités qui résonnent avec vos désirs.

La Gratitude comme Catalyseur :

La gratitude est un puissant catalyseur de la manifestation. En remerciant pour vos rêves comme s'ils étaient déjà réalité, vous vous alignez avec la fréquence de ce que vous désirez, attirant dans votre vie l'abondance et l'accomplissement. Cultivez la gratitude dans votre cœur, en remerciant pour les bénédictions que vous possédez déjà et pour celles à venir.

Action Consciente :

L'action consciente est fondamentale pour la manifestation. Il ne suffit pas de visualiser et de désirer, il faut agir en direction de vos objectifs. Définissez des buts, créez des plans et agissez avec confiance, en suivant les conseils de votre intuition et de votre guide intérieur.

Co-créer avec l'Univers :

La Manifestation et la Co-création Arcturiennes nous apprennent à co-créer notre réalité en partenariat avec l'univers, en unissant notre intention et notre action à l'énergie créatrice du cosmos. Faites confiance au flux de la vie, suivez votre intuition et agissez avec confiance, sachant que l'univers conspire en votre faveur pour manifester vos rêves.

Techniques de Manifestation :

Définition d'Objectifs : Définissez des objectifs clairs et précis pour vos rêves, en les divisant en étapes plus petites et en fixant des délais pour les atteindre.

Tableau de Visualisation : Créez un tableau de visualisation avec des images, des phrases et des symboles qui représentent vos rêves et vos objectifs. Regardez votre tableau quotidiennement, en visualisant vos rêves comme s'ils étaient déjà réalité.

Affirmations : Utilisez des affirmations positives qui expriment vos désirs et renforcent la croyance en votre capacité à manifester vos rêves.

Méditation : Méditez avec l'intention de vous connecter à l'énergie de la création et de visualiser vos rêves se manifestant.

Action : Agissez en direction de vos objectifs, en faisant des pas concrets qui vous rapprochent de la réalisation de vos rêves.

La Manifestation et la Co-création Arcturiennes vous donnent le pouvoir de créer la vie que vous désirez, en utilisant le pouvoir de l'intention, de la visualisation, de la gratitude et de l'action. En vous connectant à l'énergie créatrice de l'univers et en suivant les conseils des Arcturiens, vous manifesterez vos rêves avec clarté, confiance et joie, co-créant une réalité d'abondance, de bonheur et d'accomplissement.

Chapitre 45
Exercices Énergétiques

Les Exercices Énergétiques Arcturiens offrent un outil puissant pour revitaliser le corps énergétique, harmoniser les émotions et amplifier la connexion à l'énergie universelle. La pratique de ces mouvements conscients favorise l'équilibre et le bien-être en activant le flux d'énergie vitale qui parcourt les canaux et les centres du corps subtil, tels que les chakras et les méridiens. Cette approche combine mouvement physique, respiration intentionnelle et visualisation, vous permettant d'expérimenter un état d'intégration entre le corps physique, émotionnel et spirituel. En cultivant cette connexion énergétique, vous renforcez non seulement votre vitalité, mais aussi votre capacité à vous aligner avec l'harmonie et l'abondance de l'univers.

Le point de départ de la pratique est de comprendre la dynamique du corps énergétique, qui agit comme un système interconnecté. Lorsque l'énergie circule librement, la santé et l'équilibre sont maintenus, mais les blocages énergétiques peuvent entraîner des inconforts émotionnels et physiques. Des exercices simples, comme la Respiration de l'Aura, aident à renforcer la couche protectrice du corps énergétique, créant un champ lumineux qui maintient les influences négatives à distance. De plus, l'Activation des Chakras permet une harmonisation complète, favorisant une sensation d'alignement et de clarté dans toutes les dimensions de l'être.

Intégrer ces pratiques à la routine ne nécessite pas de longues séances, mais plutôt de la constance et de la présence. Une Marche Énergétique, effectuée dans un environnement naturel, peut être profondément réparatrice, tandis que des exercices comme l'Étirement Énergétique aident à libérer les tensions et à dynamiser les méridiens. La Danse Énergétique, quant à elle, invite à la spontanéité et à l'expression créative, débloquant les schémas de stagnation et apportant une sensation de légèreté et de joie. Ces moments de soin énergétique non seulement rajeunissent le corps, mais aussi élargissent la perception et renforcent la connexion avec le cosmos.

Avec une pratique régulière, les Exercices Énergétiques Arcturiens deviennent un chemin pour explorer la vitalité intérieure et le potentiel illimité d'équilibre et de bien-être. En intégrant ces mouvements dans votre vie quotidienne, vous vous ouvrez à une expérience de vie plus complète, enracinée dans l'harmonie, le flux et la connexion profonde avec l'univers et votre propre essence.

Les Arcturiens, avec leur profonde compréhension de l'anatomie énergétique, nous enseignent que le mouvement conscient est essentiel à la santé et au bien-être. Grâce aux exercices énergétiques, nous pouvons activer le flux de l'énergie vitale (prana) dans notre corps, harmoniser les chakras, renforcer l'aura et élargir notre conscience. Les Exercices Énergétiques Arcturiens combinent mouvements physiques, respiration consciente et visualisation, créant une synergie puissante qui favorise l'équilibre, la vitalité et la connexion à l'énergie universelle.

Comprendre le Corps Énergétique :

Le corps énergétique est un réseau complexe de canaux et de centres d'énergie qui interpénètre le corps physique, influençant notre santé, nos émotions et notre conscience. Les chakras, les méridiens et l'aura sont des composantes importantes du corps énergétique, et la pratique d'exercices énergétiques aide à maintenir le flux d'énergie libre et harmonieux, favorisant le bien-être intégral.

Exercices pour Renforcer le Champ Énergétique :

Respiration de l'Aura : Tenez-vous debout, les pieds écartés à la largeur des épaules, respirez profondément et visualisez votre aura se développer à chaque inspiration, enveloppant tout votre corps dans une sphère de lumière. Expirez lentement, en sentant votre aura se contracter et se renforcer. Répétez l'exercice pendant quelques minutes, en visualisant votre aura vibrante et lumineuse.

Activation des Chakras : Asseyez-vous ou allongez-vous confortablement, respirez profondément et concentrez votre attention sur chaque chakra, en commençant par le chakra racine et en remontant jusqu'au chakra coronal. Visualisez chaque chakra comme une roue d'énergie tournant dans le sens des aiguilles d'une montre, vibrant de sa couleur correspondante. Sentez l'énergie circuler librement à travers chaque chakra, harmonisant et équilibrant votre corps énergétique.

Étirement Énergétique : Tenez-vous debout, les pieds écartés à la largeur des épaules, levez les bras au-dessus de la tête et étirez tout le corps, comme si vous essayiez d'atteindre le ciel. Respirez profondément, en visualisant l'énergie circuler de la terre vers le ciel à travers votre corps, étirant et dynamisant vos méridiens. Répétez l'exercice sur les côtés, vers l'avant et vers l'arrière, en ressentant la flexibilité et la vitalité de votre corps énergétique.

Marche Énergétique : Marchez dans un environnement naturel, comme un parc ou une forêt, en vous concentrant sur votre respiration et en visualisant l'énergie de la terre monter par vos pieds et remplir tout votre corps. Ressentez la connexion avec la nature et la vitalité qui émane de la terre.

Danse Énergétique : Mettez une musique qui vous inspire et dansez librement, en permettant à votre corps de bouger avec la musique, en exprimant votre énergie et votre créativité. Visualisez l'énergie circuler à travers vous, harmonisant vos chakras et développant votre aura.

Bienfaits des Exercices Énergétiques :

Augmentation de la Vitalité : Les exercices énergétiques augmentent la vitalité, l'énergie et la disposition physique.

Équilibre Énergétique : Ils harmonisent les chakras, équilibrent les corps subtils et favorisent la libre circulation de l'énergie vitale.

Renforcement de l'Aura : Ils renforcent l'aura, créant un bouclier protecteur contre les énergies négatives et les influences denses.

Expansion de la Conscience : Ils élargissent la conscience, augmentant la perception, l'intuition et la connexion avec l'univers.

Relaxation et Bien-être : Ils favorisent la relaxation, réduisent le stress et augmentent la sensation de bien-être.

Intégrez les Exercices Énergétiques Arcturiens à votre routine quotidienne, en consacrant quelques minutes par jour pour renforcer votre corps énergétique, augmenter votre vitalité et approfondir votre connexion à l'énergie universelle. Avec une pratique régulière, vous ressentirez les bienfaits sur votre santé physique, émotionnelle et spirituelle, en suivant un chemin d'équilibre, d'harmonie et de bien-être.

Chapitre 46
Mantras et Affirmations

Les Arcturiens révèlent le profond pouvoir transformateur du son et de la parole, outils essentiels pour aligner les pensées et les émotions avec les fréquences les plus élevées de l'univers. La pratique des mantras non seulement harmonise le champ énergétique, mais renforce également la connexion spirituelle, vous permettant d'accéder à des états de conscience élargis et de vous aligner avec l'énergie aimante et guérisseuse des Arcturiens. Les affirmations, lorsqu'elles sont utilisées de manière cohérente et intentionnelle, reprogramment le subconscient, favorisant des croyances positives qui propulsent la manifestation de vos désirs et la construction d'une réalité plus complète et alignée avec le but de l'âme.

Les mantras fonctionnent comme des codes vibrationnels, chaque son générant une résonance spécifique qui se répercute dans le corps énergétique, harmonisant les chakras et nettoyant les blocages. Lorsqu'ils sont chantés en pleine conscience, les mantras arcturiens canalisent des énergies élevées de guérison, d'amour et de sagesse directement dans votre champ énergétique, créant une synergie entre vous et les forces cosmiques. Chanter un mantra, comme le puissant "OM", c'est comme activer une clé qui ouvre les portes de l'équilibre et de la sérénité intérieure, vous permettant de vous connecter au flux universel d'énergie et de recevoir les bienfaits de cette harmonie.

Les affirmations complètent ce processus en agissant directement sur les schémas mentaux. En répétant des phrases comme "Je manifeste mes rêves avec facilité et joie", vous ne vous contentez pas de redéfinir vos croyances internes, mais vous dirigez également votre énergie pour créer la réalité que vous désirez. Cette pratique est encore plus puissante lorsqu'elle est combinée avec des visualisations créatives et des émotions authentiques, créant une vibration qui attire ce qui est en harmonie avec vos intentions. En intégrant ces outils à votre routine, vous renforcez non seulement votre mental et votre esprit, mais vous construisez également un état vibratoire aligné sur l'abondance, la guérison et l'accomplissement.

Unir les mantras et les affirmations dans votre cheminement, c'est comme créer un champ énergétique où chaque mot chanté ou affirmé résonne avec intention et force. Avec une pratique régulière et du dévouement, ces techniques deviennent de puissants catalyseurs de transformation personnelle, vous aidant à harmoniser votre être, à élever votre vibration et à manifester une vie remplie d'amour, de lumière et d'abondance.

Les Arcturiens, maîtres dans l'art de la guérison vibratoire, comprennent le pouvoir du son et de la parole comme instruments de guérison et de transformation. Les mantras, mots ou phrases sacrés, émettent des vibrations qui élèvent la conscience, harmonisent les chakras et connectent l'être humain aux énergies supérieures. Les affirmations, phrases positives et stimulantes, reprogramment le subconscient, remplaçant les croyances limitantes par des croyances qui favorisent la croissance et l'accomplissement. Les Mantras et Affirmations Arcturiens combinent la sagesse ancestrale du son avec l'énergie aimante et guérisseuse des Arcturiens, créant une synergie puissante qui favorise la guérison, la transformation et la manifestation consciente.

Le Pouvoir des Mantras :

Les mantras sont des mots ou des phrases avec un pouvoir vibratoire qui, lorsqu'ils sont chantés avec intention et concentration, génèrent une résonance avec les énergies supérieures, favorisant la guérison, l'harmonisation et l'expansion de la conscience. Les mantras arcturiens se connectent à la vibration d'Arcturus, canalisant les énergies de guérison, d'amour et de sagesse vers votre être.

Quelques Mantras Arcturiens :

OM : Le mantra universel qui représente la vibration primordiale de l'univers, vous connectant à la source divine.

AUM : Un mantra puissant qui active les chakras et élève la vibration.

OM MANI PADME HUM : Le mantra de la compassion, qui purifie le cœur et favorise la guérison émotionnelle.

RA MA DA SA SA SAY SO HUNG : Un mantra de guérison qui invoque l'énergie vitale et favorise le bien-être physique.

OM NAMAHA SHIVAYA : Un mantra qui invoque l'énergie de Shiva, le dieu de la transformation, favorisant la libération des schémas limitants.

Chanter les Mantras :

Intention : Définissez l'intention de la pratique du mantra, qu'il s'agisse de guérison, de protection, de connexion avec les Arcturiens ou de manifestation.

Concentration : Concentrez-vous sur la vibration du mantra, en ressentant les vibrations résonner dans votre corps et votre esprit.

Répétition : Répétez le mantra à voix haute ou mentalement, en maintenant le rythme et la concentration.

Visualisation : Visualisez l'énergie du mantra circulant à travers vous, harmonisant vos chakras et élevant votre vibration.

Le Pouvoir des Affirmations :

Les affirmations sont des phrases positives et stimulantes qui, lorsqu'elles sont répétées avec conviction, reprogramment le subconscient, remplaçant les croyances limitantes par des croyances qui favorisent la croissance et l'accomplissement. Les affirmations arcturiennes se connectent à l'énergie d'Arcturus, renforçant la confiance en soi, la positivité et la capacité de manifester vos rêves.

Exemples d'Affirmations Arcturiennes :

"Je suis un être de lumière, connecté à l'énergie d'Arcturus."

"Je suis guéri et harmonisé à tous les niveaux de mon être."

"Je manifeste mes rêves avec facilité et joie."

"Je suis prospère et abondant dans tous les domaines de ma vie."

"Je vis en paix, amour et harmonie avec l'univers."

Utiliser les Affirmations :

Répétition : Répétez les affirmations quotidiennement, à voix haute ou mentalement, avec conviction et émotion.

Visualisation : Visualisez-vous vivant la réalité que vous souhaitez créer, ressentant les émotions comme si vos rêves étaient déjà réalité.

Écriture : Écrivez vos affirmations dans un journal, en les répétant plusieurs fois et en les visualisant se manifester dans votre vie.

Les Mantras et Affirmations Arcturiens sont des outils puissants pour co-créer votre réalité, en transformant vos pensées, vos émotions et vos croyances. En utilisant ces outils avec intention et constance, vous élèverez votre vibration, manifesterez vos rêves et suivrez un chemin de lumière, d'amour et d'abondance.

Chapitre 47
Visualisations Créatives

Les Visualisations Créatives Arcturiennes débloquent l'immense pouvoir de l'esprit humain pour façonner la réalité, transformant les pensées et les intentions en expériences concrètes. La pratique utilise l'imagination comme un pont entre le monde intérieur et les manifestations extérieures, vous permettant de co-créer votre vie avec clarté et intention. Cette technique repose sur le principe que ce que nous visualisons avec émotion et intention claires envoie un signal énergétique à l'univers, alignant les circonstances, les personnes et les opportunités pour donner vie à ce que nous désirons. Grâce à l'énergie et à la sagesse des Arcturiens, cette pratique devient encore plus puissante, vous connectant aux fréquences les plus élevées de guérison et de manifestation.

La base de la visualisation créative réside dans la capacité de créer des images mentales vives et détaillées, chargées d'émotions positives. Lorsque vous imaginez un objectif comme s'il était déjà réalité, votre subconscient est reprogrammé pour aligner les pensées, les comportements et les décisions avec cette nouvelle réalité. Ce processus est amplifié en intégrant tous les sens pendant la visualisation - en voyant, en entendant, en ressentant, en sentant et même en goûtant ce que vous souhaitez manifester. Plus la visualisation est riche et émotionnellement engageante, plus l'impact sur le champ énergétique et sur votre connexion avec l'univers sera important.

En plus de favoriser la manifestation des désirs, la visualisation créative est un outil puissant pour la guérison. Au niveau physique, vous pouvez visualiser l'énergie vitale circulant dans votre corps, régénérant les cellules et rétablissant l'équilibre.

Sur le plan émotionnel, des images de lumière et d'harmonie aident à libérer les traumatismes et à remplir le cœur d'amour et de sérénité. Mentalement, la visualisation peut dissiper les croyances limitantes et cultiver un état de paix et de clarté. Ces pratiques sont potentialisées par l'énergie arcturienne, qui guide et amplifie les effets de votre intention.

Pour tirer le meilleur parti des visualisations créatives, créez un espace de tranquillité et commencez par une relaxation profonde. Définissez une intention claire pour chaque pratique et utilisez des affirmations positives pour renforcer la confiance dans la manifestation de votre désir. La répétition régulière de la visualisation renforce l'image mentale, crée une connexion énergétique plus forte avec l'univers et accélère le processus de co-création. Avec dévouement et pratique, vous développerez la capacité de transformer vos rêves en réalité, en exploitant le pouvoir de l'imagination pour guérir, transformer et co-créer une vie d'épanouissement et d'accomplissement.

Les Arcturiens, avec leur compréhension avancée de l'esprit humain et des lois universelles, reconnaissent la visualisation créative comme un outil puissant pour la co-création de la réalité. L'esprit humain est un portail vers la création, un champ fertile où les graines de nos pensées et de nos émotions germent et se manifestent dans notre vie. Grâce à la visualisation créative, vous dirigez le pouvoir de votre esprit pour créer des images vives, chargées d'émotion et d'intention, qui se connectent à l'énergie de l'univers et matérialisent vos rêves.

Comprendre le Pouvoir de l'Esprit :

L'esprit humain est un instrument puissant, capable de créer des réalités merveilleuses ou de nous enfermer dans des cycles de limitation et de souffrance. La Visualisation Créative Arcturienne nous invite à prendre le contrôle de notre esprit, en l'utilisant comme un outil de guérison, de transformation et de manifestation. En dirigeant vos pensées, vos émotions et vos images mentales vers la création de la réalité que vous désirez, vous devenez un co-créateur conscient de votre destin.

Visualisation Créative dans la Guérison Arcturienne :

Les Arcturiens utilisent la visualisation créative dans leurs techniques de guérison, en aidant à :

Guérison Physique : Visualisez votre corps se guérissant, vos organes fonctionnant en parfaite harmonie et l'énergie vitale circulant librement dans chaque cellule.

Guérison Émotionnelle : Visualisez vos émotions s'équilibrant, libérant les traumatismes et les blessures du passé et remplissant votre cœur d'amour, de paix et de joie.

Guérison Mentale : Visualisez votre esprit calme et serein, libéré des pensées négatives et des croyances limitantes, rempli de clarté, de concentration et de créativité.

Manifestation : Visualisez vos rêves se manifestant, ressentant les émotions et les sensations comme s'ils étaient déjà réalité.

Techniques de Visualisation Créative :

Relaxation : Commencez par une relaxation profonde, en calmant l'esprit et le corps pour faciliter la concentration et la visualisation.

Intention : Définissez l'intention de votre visualisation, qu'il s'agisse de guérison, de transformation ou de manifestation.

Création de l'Image : Créez une image mentale vive et détaillée de ce que vous souhaitez manifester, en utilisant tous vos sens : la vue, l'ouïe, le toucher, l'odorat et le goût.

Émotion : Ressentez les émotions comme si votre désir était déjà réalité, intensifiant l'énergie de votre visualisation.

Affirmations : Utilisez des affirmations positives qui renforcent votre visualisation et renforcent la croyance en la réalisation de vos rêves.

Répétition : Pratiquez la visualisation régulièrement, en la répétant plusieurs fois par jour pour renforcer l'image mentale et la connexion avec l'énergie de l'univers.

Visualisations Guidées par les Arcturiens :

Les Arcturiens peuvent vous guider dans des visualisations créatives, vous conduisant à travers des images, des symboles et des messages qui amplifient le pouvoir de votre esprit et facilitent la manifestation de vos rêves. Connectez-vous avec les Arcturiens par la méditation, invoquez leur présence et demandez-leur de vous aider dans vos visualisations.

Développer l'Imagination :

L'imagination est la clé de la visualisation créative. Cultivez votre imagination par la lecture, l'art, la musique et le contact avec la nature. Plus vous stimulerez votre imagination, plus votre capacité à visualiser et à manifester vos rêves sera puissante.

Les Visualisations Créatives Arcturiennes vous invitent à co-créer votre réalité, en utilisant le pouvoir de votre esprit et l'énergie de l'univers. En maîtrisant les techniques de visualisation, vous transformerez vos rêves en réalité, guérirez votre être et manifesterez une vie d'épanouissement, de joie et d'accomplissement.

Chapitre 48
Rituels Arcturiens

Les Rituels Arcturiens offrent une opportunité transformatrice d'accéder au sacré, de s'aligner avec des énergies élevées et de co-créer des changements positifs dans votre vie. Ces rituels canalisent l'énergie des Arcturiens, combinant intention, éléments symboliques et pratiques méditatives pour créer un pont entre le monde matériel et le monde spirituel. Grâce à ces actes conscients, vous pouvez favoriser la guérison, la protection et la manifestation, tout en renforçant votre connexion avec l'univers et la sagesse ancestrale d'Arcturus.

Un des piliers de cette pratique est l'autel arcturien, qui sert d'espace sacré et de portail énergétique. Créer cet autel est un acte d'intention : chaque élément choisi - cristaux, symboles, bougies, couleurs ou objets personnels - reflète votre connexion avec les Arcturiens et vos objectifs spirituels. En activant cet espace avec l'énergie de votre pratique quotidienne, vous établissez un point d'ancrage pour votre voyage spirituel, renforçant la présence des énergies arcturiennes dans votre vie.

Les rituels peuvent être adaptés à vos besoins et désirs, de la guérison des blessures émotionnelles à la protection contre les influences négatives. Un rituel de guérison, par exemple, peut impliquer des cristaux soigneusement positionnés sur vos chakras, accompagnés d'une visualisation de lumière fluide à travers le corps, transmutant les énergies denses et restaurant l'équilibre. Les rituels de protection, quant à eux, créent des barrières énergétiques, utilisant des outils comme la lumière blanche ou des cristaux protecteurs, tandis que vous invoquez la présence des Arcturiens pour renforcer votre aura. Pour manifester vos rêves, l'intégration de visualisations créatives et d'éléments comme l'énergie de la Nouvelle Lune ou un tableau de visualisation intensifie l'impact de vos intentions.

La magie des Rituels Arcturiens réside dans la répétition, la concentration et la foi en le pouvoir transformateur de la pratique. Les incorporer dans votre routine non seulement élève votre vibration, mais vous connecte également à un flux continu d'énergie universelle, favorisant l'équilibre, l'abondance et l'harmonie. Que ce soit pour guérir, protéger ou manifester, les rituels deviennent une puissante expression de votre rôle en tant que co-créateur conscient de votre réalité, vous permettant de vivre d'une manière plus alignée, significative et épanouissante.

Les Arcturiens, avec leur profonde connexion à la spiritualité et à l'énergie universelle, comprennent le pouvoir des rituels comme outils de connexion avec le Divin, de guérison et de transformation. Les rituels sont des actes symboliques qui créent un espace sacré, où l'intention, l'énergie et la conscience s'unissent pour manifester vos désirs et co-créer votre réalité. Les Rituels Arcturiens combinent la sagesse ancestrale des rituels avec l'énergie aimante et guérisseuse des Arcturiens, créant une synergie puissante qui amplifie la connexion avec l'univers, élève la vibration et ouvre la voie à la réalisation de vos rêves.

Créer votre Autel Arcturien :

L'autel est un espace sacré, un portail pour la connexion avec les Arcturiens et l'énergie universelle. Pour créer votre autel arcturien, choisissez un endroit calme et spécial dans votre maison, où vous pouvez vous connecter à l'énergie des Arcturiens et effectuer vos rituels. Décorez votre autel avec des éléments qui représentent Arcturus et la guérison arcturienne, tels que :

Cristaux: Utilisez des cristaux qui amplifient l'énergie arcturienne, comme le quartz transparent, l'améthyste, la sélénite et le cristal arcturien (si vous y avez accès).

Images: Utilisez des images qui représentent les Arcturiens, comme des peintures, des dessins ou des photos de canalisations.

Symboles: Utilisez des symboles arcturiens, comme l'Étoile d'Arcturus, le Triangle Sacré et la Spirale Dorée.

Couleurs: Utilisez les couleurs qui représentent Arcturus, comme le bleu, le violet et le blanc.

Bougies: Utilisez des bougies pour éclairer votre autel et représenter la lumière et l'énergie arcturienne.

Encens: Utilisez de l'encens avec des arômes qui vous apportent paix, harmonie et connexion avec le spirituel.

Fleurs: Utilisez des fleurs pour apporter beauté et vitalité à votre autel.

Objets personnels: Ajoutez des objets personnels qui ont une signification pour vous et qui représentent vos rêves et aspirations.

Rituels de Guérison :

Les rituels de guérison arcturienne utilisent l'énergie des Arcturiens, des cristaux, des symboles et de votre intention pour favoriser la guérison physique, émotionnelle et spirituelle. Vous pouvez créer vos propres rituels de guérison, en les adaptant à vos besoins et intuitions. Voici quelques exemples de rituels de guérison :

Rituel de Guérison avec des Cristaux: Placez des cristaux sur les chakras ou les zones du corps qui nécessitent une guérison, invoquez l'énergie des Arcturiens et visualisez l'énergie curative circulant à travers les cristaux et harmonisant votre être.

Rituel de Guérison avec la Flamme Violette: Invoquez la Flamme Violette, une énergie de transmutation et de guérison, et visualisez-la enveloppant votre corps, transmutant les énergies denses et favorisant la guérison à tous les niveaux.

Rituel de Guérison avec les Anges: Invoquez la présence des anges et demandez-leur de vous aider dans la guérison physique, émotionnelle et spirituelle. Visualisez les anges vous enveloppant de leurs ailes de lumière, apportant guérison et harmonisation.

Rituels de Protection :

Les rituels de protection arcturienne créent un bouclier énergétique autour de vous, vous protégeant des énergies négatives, des influences denses et des attaques psychiques. Vous pouvez créer vos propres rituels de protection, en utilisant l'énergie des Arcturiens, des cristaux et de votre intention. Voici quelques exemples de rituels de protection :

Rituel de Protection avec la Lumière Blanche: Visualisez-vous enveloppé dans une sphère de lumière blanche, demandant aux Arcturiens de vous protéger de toute énergie négative.

Rituel de Protection avec des Cristaux: Utilisez des cristaux de protection, comme la tourmaline noire, l'obsidienne et le quartz fumé, pour créer un bouclier énergétique autour de vous.

Rituel de Protection avec des Symboles: Dessinez ou visualisez des symboles de protection, comme le pentagramme, la croix ansata et le bouclier de David, pour renforcer votre aura et vous protéger des énergies négatives.

Rituels de Manifestation :

Les rituels de manifestation arcturienne utilisent l'énergie des Arcturiens, la Loi de l'Attraction et le pouvoir de votre intention pour manifester vos rêves et vos désirs. Vous pouvez créer vos propres rituels de manifestation, en les adaptant à vos objectifs et intuitions. Voici quelques exemples de rituels de manifestation :

Rituel de Manifestation avec le Tableau de Visualisation: Créez un tableau de visualisation avec des images, des phrases et des symboles qui représentent vos rêves et vos désirs. Effectuez un rituel sur votre autel arcturien, en visualisant vos rêves se manifestant et en ressentant l'émotion de la réalisation.

Rituel de Manifestation avec des Cristaux: Utilisez des cristaux qui amplifient l'énergie de la manifestation, comme le citrine, la pyrite et le quartz vert, pour dynamiser vos désirs et attirer la prospérité.

Rituel de Manifestation avec la Nouvelle Lune: La Nouvelle Lune est un moment propice pour démarrer de nouveaux projets et manifester vos rêves. Effectuez un rituel à la Nouvelle Lune, en écrivant vos souhaits sur un papier et en le brûlant dans une bougie, tout en visualisant vos rêves se réalisant.

Les rituels sont des outils puissants pour se connecter à l'énergie de l'univers, manifester ses désirs et co-créer sa réalité. Incorporez les rites Arcturiens dans votre vie, en créant un espace sacré dans votre maison, en effectuant des rituels de guérison, de protection et de manifestation, et en vivant la magie de la connexion avec les Arcturiens au quotidien.

Chapitre 49
Cartes Arcturiennes

La sagesse des Cartes Arcturiennes se révèle comme un puissant instrument de connexion spirituelle, apportant clarté et orientation dans les moments de transformation personnelle. Cet ensemble de cartes canalise l'énergie d'Arcturus et des maîtres Arcturiens, offrant des messages profonds et guérisseurs qui aident à l'alignement avec votre essence la plus élevée. Chaque carte, soigneusement illustrée et imprégnée de signification symbolique, agit comme un pont entre vous et les enseignements universels, aidant à éclairer les chemins, à résoudre les doutes et à apporter l'harmonie aux domaines de votre vie qui nécessitent une attention. Le processus implique non seulement l'interprétation, mais aussi une rencontre profonde avec votre intuition, guidée par l'énergie des Arcturiens.

En interagissant avec ces cartes, vous vous ouvrez à une expérience transcendantale d'apprentissage et de guérison. La préparation à ce moment est essentielle et implique des pratiques comme la méditation et la visualisation, qui renforcent l'harmonisation avec la fréquence d'Arcturus. L'acte de mélanger et de sélectionner les cartes va au-delà d'un geste mécanique; c'est un rituel d'intention et de connexion, où chaque mouvement reflète l'ouverture à recevoir les messages des maîtres. En observant les symboles, les mots-clés et les messages des cartes, la sagesse Arcturienne se manifeste, vous permettant de comprendre les défis et les possibilités qui se présentent à vous, tout en élargissant votre perception intuitive.

L'utilisation régulière des Cartes Arcturiennes offre une opportunité unique de croissance personnelle et spirituelle. Grâce à elles, vous pouvez explorer des thèmes allant de la guérison émotionnelle et spirituelle à la découverte du but de la vie et au dépassement des barrières internes. Chaque interaction est une invitation à approfondir la connaissance de soi et à renforcer la confiance en sa propre intuition, tout en construisant une connexion significative avec les Arcturiens. Ces cartes ne servent pas seulement d'oracle, mais aussi d'instrument pour activer votre capacité innée à accéder à la sagesse universelle, favorisant la transformation, l'équilibre et l'évolution dans votre cheminement spirituel.

Les Cartes Arcturiennes sont un ensemble de cartes illustrées avec des symboles, des images et des messages canalisés des Arcturiens, créées pour aider à la connexion avec la sagesse et l'énergie curative d'Arcturus. Chaque carte a une signification spécifique, qui se connecte à différents aspects de la vie, comme l'amour, les relations, le travail, la spiritualité, la guérison et le but de l'âme. En utilisant les Cartes Arcturiennes, vous ouvrez un canal de communication avec les Arcturiens, recevant des messages, des idées et des conseils pour vos défis, vos doutes et vos décisions.

Se connecter à l'énergie des cartes :

Avant d'utiliser les Cartes Arcturiennes, il est important de se connecter à l'énergie d'Arcturus et à la sagesse des Arcturiens. Vous pouvez le faire par la méditation, la visualisation ou l'invocation. Tenez les cartes dans vos mains, sentez leur énergie subtile et demandez aux Arcturiens de vous guider dans l'interprétation des messages.

Utiliser les Cartes Arcturiennes :

Formuler une question : Avant de mélanger les cartes, formulez une question claire et précise sur le domaine de votre vie sur lequel vous souhaitez recevoir des conseils.

Mélanger les cartes : Mélangez les cartes avec attention et intention, en vous concentrant sur votre question et en demandant aux Arcturiens de vous guider dans le choix de la bonne carte.

Choisir une carte : Choisissez une carte du jeu, en vous fiant à votre intuition et aux conseils des Arcturiens.

Interprétation : Observez l'image, les symboles et les mots-clés de la carte. Réfléchissez à la signification de la carte par rapport à votre question, en cherchant à comprendre le message que les Arcturiens vous apportent.

Intuition : Faites confiance à votre intuition pour interpréter le message de la carte, en permettant à votre sagesse intérieure de vous guider dans la compréhension de ses significations.

Types de Cartes Arcturiennes :

Il existe différents types de Cartes Arcturiennes, chacun avec son objectif et son but spécifique. Voici quelques exemples :

Cartes de Guérison : Axées sur les questions de guérison physique, émotionnelle et spirituelle.

Cartes de Relations : Apportent des messages et des idées sur les relations amoureuses, familiales et sociales.

Cartes du But de l'Âme : Aident à la découverte et à la réalisation du but de votre âme.

Cartes d'Ascension : Offrent des conseils et un soutien dans le processus d'ascension spirituelle.

Avantages des Cartes Arcturiennes :

Connaissance de soi : Les Cartes Arcturiennes aident à la connaissance de soi, en apportant de la clarté sur vos schémas, vos croyances et vos défis.

Orientation : Offrent des conseils et une orientation pour vos défis, vos doutes et vos décisions.

Guérison : Apportent des messages de guérison et d'harmonisation pour différents domaines de votre vie.

Connexion avec les Arcturiens : Renforcent votre connexion avec les Arcturiens, vous permettant de recevoir leur sagesse et leurs conseils.

Intuition : Stimulent le développement de l'intuition et de la connexion avec votre sagesse intérieure.

Créer votre propre oracle :

Vous pouvez également créer votre propre oracle arcturien, en utilisant des images, des symboles et des messages qui résonnent avec vous et avec l'énergie d'Arcturus. Utilisez votre créativité et votre intuition pour créer un oracle personnalisé qui vous aidera dans votre cheminement de connaissance de soi et de guérison.

Les Cartes Arcturiennes sont un portail vers la sagesse et l'énergie curative d'Arcturus, un guide dans votre cheminement de découverte de soi, de guérison et de transformation. En utilisant les cartes avec respect, intention et intuition, vous ouvrirez un canal de communication avec les Arcturiens, recevant des messages, des idées et des conseils pour suivre votre chemin de lumière.

Chapitre 50
L'éthique dans la guérison

La pratique de la guérison est un acte sacré qui exige responsabilité, intégrité et un profond respect pour la dignité et le libre arbitre de chaque être. En nous positionnant comme canaux de guérison, nous nous engageons à agir avec une intention pure et une éthique irréprochable, reconnaissant que notre rôle n'est pas de contrôler ou d'imposer des résultats, mais plutôt d'offrir un soutien compatissant et aimant dans le processus de chaque individu. L'énergie curative, en particulier dans le contexte Arcturien, circule en harmonie avec la sagesse universelle, guidée par des principes qui valorisent la collaboration, la compassion et la reconnaissance des limites humaines et spirituelles.

L'un des fondements les plus importants de la guérison est le respect du libre arbitre. Chaque être humain a le droit de choisir son chemin, ses expériences et le rythme de sa propre évolution. Le rôle du guérisseur est d'offrir des outils et du soutien, sans jamais envahir les limites ni imposer ses croyances et ses méthodes. Cette posture exige du guérisseur une présence attentive, libre d'ego et centrée sur l'intention sincère de servir le bien supérieur. Grâce à cette approche, la guérison devient non seulement un acte d'amour, mais aussi une célébration de l'autonomie et de la singularité de chaque voyage.

De plus, l'éthique dans la guérison inclut un engagement envers l'humilité et la compassion. Le guérisseur doit reconnaître qu'il n'est qu'un canal, un facilitateur de l'énergie qui provient de dimensions supérieures et de la force intérieure de la personne qui recherche la guérison. L'humilité permet au guérisseur de rester ouvert à l'apprentissage continu, tandis que la compassion crée un environnement accueillant et sécurisant, où la guérison peut se produire à des niveaux plus profonds. Lorsque ces principes sont intégrés, l'acte de guérir transcende les techniques et les méthodes, devenant une expression authentique d'amour et de respect pour l'interconnexion de tous les êtres.

Les Arcturiens, avec leur conscience avancée et leur profonde compassion, nous enseignent que la guérison est un acte sacré, un service aimant qui vise le bien-être et l'évolution de tous les êtres. L'éthique dans la guérison Arcturienne nous invite à suivre ce chemin avec responsabilité, intégrité et respect, en honorant le libre arbitre de chaque être et en reconnaissant les limites de la guérison. C'est une invitation à la réflexion sur nos propres valeurs, croyances et motivations, en recherchant toujours l'alignement avec la sagesse universelle et le bien supérieur.

Principes éthiques de la guérison Arcturienne :

Respect du libre arbitre : Chaque être a le droit de choisir son propre chemin, ses propres expériences et son propre processus de guérison. Le guérisseur doit respecter le libre arbitre de chaque personne, sans imposer ses croyances, valeurs ou méthodes, mais en offrant la guérison comme un chemin de soutien et d'aide.

Intention pure : La guérison doit être réalisée avec une intention pure, visant le bien-être de la personne qui est guérie et le bien supérieur. Le guérisseur doit être libre d'égoïsme, de vanité et d'attachement aux résultats, en faisant confiance à la sagesse de l'univers et au processus de guérison de chaque être.

Confidentialité : Les informations partagées pendant le processus de guérison doivent être traitées avec confidentialité et respect. Le guérisseur doit maintenir le secret sur les questions personnelles et émotionnelles de la personne qui est guérie, créant un espace sûr et de confiance.

Humilité : Le guérisseur doit reconnaître ses limites, en comprenant qu'il n'est qu'un canal pour la guérison, et que la vraie guérison vient de la force intérieure et de la connexion avec le Divin. L'humilité permet au guérisseur de s'ouvrir à l'apprentissage continu, reconnaissant que la guérison est un processus qui implique la collaboration entre le guérisseur, la personne qui est guérie et l'univers.

Compassion : La compassion est la base de la guérison. Le guérisseur doit s'approcher de la personne qui est guérie avec amour, empathie et compréhension, créant un espace d'accueil et de soutien. La compassion permet au guérisseur de se connecter à la douleur de l'autre, offrant la guérison comme un baume pour l'âme.

Responsabilité : Le guérisseur doit assumer la responsabilité de ses actions et des méthodes qu'il utilise. Il est important de rechercher des connaissances, d'améliorer ses techniques et d'être attentif aux limites de la guérison, en orientant la personne vers d'autres professionnels lorsque cela est nécessaire.

Limites de la guérison :

Il est important de reconnaître que la guérison n'est pas une solution magique à tous les problèmes. Il existe des limites à la guérison, et il n'est pas toujours possible d'atteindre les résultats escomptés. Le guérisseur doit être honnête et transparent, en expliquant les limites de la guérison et en ne créant pas de fausses attentes.

Responsabilité du guérisseur :

Le guérisseur a la responsabilité de :

Rechercher des connaissances : Améliorer ses connaissances sur les techniques de guérison, l'anatomie énergétique et les principes éthiques de la guérison.

Prendre soin de soi : Maintenir sa propre énergie équilibrée et harmonisée, en prenant soin de sa santé physique, émotionnelle et spirituelle.

Agir avec intégrité : Agir avec honnêteté, transparence et respect dans toutes ses interactions.

Honorer la confiance : Maintenir la confidentialité des informations partagées pendant le processus de guérison.

Reconnaître ses limites : Reconnaître ses limites et orienter la personne vers d'autres professionnels lorsque cela est nécessaire.

L'éthique dans la guérison Arcturienne nous invite à suivre le chemin de la guérison avec sagesse, responsabilité et compassion, en honorant le libre arbitre, la dignité et le processus évolutif de chaque être. En intégrant les principes éthiques dans votre pratique de guérison, vous contribuerez à la création d'un monde plus harmonieux, aimant et conscient, où la guérison se manifeste comme un chemin de lumière et de transformation.

Chapitre 51
La guérison et le processus d'Ascension

La pratique de la guérison est un acte sacré qui exige responsabilité, intégrité et un profond respect pour la dignité et le libre arbitre de chaque être. En nous positionnant comme canaux de guérison, nous nous engageons à agir avec une intention pure et une éthique irréprochable, reconnaissant que notre rôle n'est pas de contrôler ou d'imposer des résultats, mais plutôt d'offrir un soutien compatissant et aimant dans le processus de chaque individu. L'énergie curative, en particulier dans le contexte Arcturien, circule en harmonie avec la sagesse universelle, guidée par des principes qui valorisent la collaboration, la compassion et la reconnaissance des limites humaines et spirituelles.

L'un des fondements les plus importants de la guérison est le respect du libre arbitre. Chaque être humain a le droit de choisir son chemin, ses expériences et le rythme de sa propre évolution. Le rôle du guérisseur est d'offrir des outils et du soutien, sans jamais envahir les limites ni imposer ses croyances et ses méthodes. Cette posture exige du guérisseur une présence attentive, libre d'ego et centrée sur l'intention sincère de servir le bien supérieur. Grâce à cette approche, la guérison devient non seulement un acte d'amour, mais aussi une célébration de l'autonomie et de la singularité de chaque voyage.

De plus, l'éthique dans la guérison inclut un engagement envers l'humilité et la compassion. Le guérisseur doit reconnaître qu'il n'est qu'un canal, un facilitateur de l'énergie qui provient de dimensions supérieures et de la force intérieure de la personne qui recherche la guérison. L'humilité permet au guérisseur de rester ouvert à l'apprentissage continu, tandis que la compassion crée un environnement accueillant et sécurisant, où la guérison peut se produire à des niveaux plus profonds. Lorsque ces principes sont intégrés, l'acte de guérir transcende les techniques et les méthodes, devenant une expression authentique d'amour et de respect pour l'interconnexion de tous les êtres.

Les Arcturiens, avec leur vision panoramique de l'évolution cosmique, observent la Terre et l'humanité avec amour et compassion, nous aidant en ce moment crucial d'ascension planétaire. L'ascension est un processus d'élévation de la vibration, d'expansion de la conscience et de retour à l'unité avec la source divine. C'est un voyage de transformation profonde qui affecte tous les aspects de la vie, propulsant l'humanité et la planète vers une nouvelle ère de lumière, d'harmonie et de conscience.

L'interconnexion entre la guérison et l'Ascension :

La guérison et l'ascension sont des processus interconnectés et complémentaires. La guérison, à ses différents niveaux - physique, émotionnel, mental et spirituel - prépare le terrain pour l'ascension, en supprimant les blocages, en harmonisant les énergies et en élevant la vibration. L'ascension, à son tour, accélère le processus de guérison, ouvrant la voie à la manifestation de la santé intégrale et du potentiel divin.

Comment la guérison Arcturienne accélère l'Ascension :

La guérison arcturienne, avec sa technologie avancée et sa sagesse spirituelle, agit comme un catalyseur de l'ascension, en aidant à divers aspects :

Élévation de la vibration : Les techniques de guérison arcturienne élèvent la vibration individuelle et collective, facilitant l'adaptation aux nouvelles fréquences énergétiques de la planète et ouvrant la voie à l'ascension.

Guérison multidimensionnelle : La guérison arcturienne agit à tous les niveaux de l'être, libérant les traumatismes, guérissant les blessures émotionnelles, élargissant l'esprit et renforçant la connexion spirituelle, préparant l'individu à l'ascension.

Activation de l'ADN : L'activation de l'ADN arcturienne réveille les codes de lumière endormis, élargissant la conscience, accédant à des capacités supérieures et accélérant le processus d'ascension.

Connexion avec le Soi supérieur : La guérison arcturienne renforce la connexion avec le Soi supérieur, la source de sagesse et d'orientation intérieure, aidant à la prise de décisions alignées avec le but de l'âme et le chemin de l'ascension.

Guérison planétaire : La guérison planétaire arcturienne harmonise les énergies telluriques, purifie les écosystèmes et favorise l'équilibre écologique, contribuant à l'ascension de la planète et de tous les êtres vivants.

Défis et opportunités de l'Ascension :

L'ascension planétaire est un processus stimulant qui exige adaptation, transformation et dépassement des schémas limitants. Cependant, c'est aussi une opportunité unique pour l'humanité de s'éveiller à sa vraie nature, de manifester son potentiel divin et de co-créer une nouvelle réalité basée sur l'amour, la paix et l'unité.

Quelques défis de l'ascension :

Résistance au changement : L'attachement aux vieux schémas, croyances et comportements peut générer une résistance au changement et entraver le processus d'ascension.

Peurs et insécurités : L'intensification de l'énergie planétaire et les changements qui l'accompagnent peuvent éveiller des peurs et des insécurités, générant de l'anxiété et de la résistance.

Conflits internes : La confrontation avec les ombres, les traumatismes et les schémas limitants peut générer des conflits internes et des défis émotionnels.

Quelques opportunités de l'ascension :

Expansion de la conscience : L'ascension offre l'opportunité d'élargir la conscience, d'accéder à de nouvelles dimensions de la réalité et de se connecter à la sagesse universelle.

Éveil du potentiel divin : L'ascension éveille le potentiel divin endormi en chaque être humain, ouvrant la voie à la manifestation de dons, de talents et de capacités supérieures.

Co-création d'une nouvelle réalité : L'ascension nous invite à être des co-créateurs conscients de notre réalité, manifestant un avenir de paix, d'amour et d'harmonie pour l'humanité et la planète.

La guérison et le processus d'Ascension Arcturienne nous invitent à suivre le chemin de l'évolution avec courage, confiance et amour. En intégrant la guérison arcturienne dans votre vie, vous vous préparez à l'ascension, en élevant votre vibration, en élargissant votre conscience et en co-créant une nouvelle réalité pour vous et pour la planète. Faites confiance à la sagesse des Arcturiens, abandonnez-vous au flux de la vie et permettez à l'énergie aimante de l'univers de vous guider dans votre voyage d'ascension.

Chapitre 52
Communauté Arcturienne

La Communauté Arcturienne représente un réseau vibrant d'union et de croissance spirituelle, où les âmes qui partagent des valeurs et des aspirations similaires se connectent pour créer un environnement d'apprentissage, de soutien mutuel et de transformation collective. En participant à cette communauté, vous vous ouvrez à des expériences d'échange et d'expansion, impulsées par l'énergie aimante et curative des Arcturiens. Ce réseau va au-delà du simple partage ; il crée un champ énergétique renforcé par la synergie des intentions alignées, offrant un espace pour la guérison, la croissance individuelle et la co-création d'une réalité plus lumineuse.

Appartenir à une communauté spirituelle renforce votre cheminement évolutif en apportant un soutien émotionnel, intellectuel et énergétique. Dans les moments de défi, l'échange d'expériences et de perspectives peut inspirer des solutions et renouveler la confiance en soi. De plus, l'interaction avec des personnes qui vibrent à la même fréquence stimule l'apprentissage continu, offrant des opportunités de partager des savoirs, d'explorer de nouvelles pratiques et d'accéder à des ressources précieuses qui enrichissent votre compréhension spirituelle. Dans la Communauté Arcturienne, chaque rencontre est une occasion de renforcer les liens d'amitié et de collaboration, tout en cheminant vers des objectifs communs.

L'énergie collective générée par la communauté amplifie également les processus de guérison et d'ascension. Lorsque des individus avec des objectifs similaires se réunissent, un champ magnétique puissant se crée, capable d'harmoniser les énergies et de catalyser les transformations. Dans cet espace, les rêves et les intentions trouvent un terrain fertile pour s'épanouir, tandis que les barrières internes et externes se dissolvent. Participer activement à ce réseau, c'est plus que s'intégrer à un groupe ; c'est contribuer à un mouvement plus large d'expansion de la lumière et de la conscience planétaire, où chaque action collaborative renforce la connexion universelle et élève la vibration de tous les participants.

Les Arcturiens, avec leur profonde compréhension de l'interconnexion entre tous les êtres, nous enseignent que la communauté est un pilier fondamental du cheminement évolutif. En nous unissant à des personnes qui partagent nos valeurs, nos rêves et notre quête de guérison et de croissance, nous créons un réseau de soutien, d'inspiration et de force qui nous propulse sur notre chemin. La Communauté Arcturienne est un espace d'accueil, de partage et d'apprentissage, où vous pouvez vous connecter avec des âmes sœurs, échanger des expériences, recevoir du soutien et contribuer à l'expansion de la lumière et de la conscience sur la planète.

Avantages de la Communauté :

Soutien et inspiration: La communauté offre soutien et inspiration dans les moments difficiles, en partageant des expériences, en offrant différentes perspectives et en encourageant le dépassement de soi.

Apprentissage et croissance: L'échange de connaissances, d'expériences et de pratiques spirituelles accélère l'apprentissage et la croissance individuelle et collective.

Renforcement de la connexion: L'union de personnes qui vibrent à la même fréquence amplifie l'énergie, renforce la connexion avec les Arcturiens et facilite la manifestation des rêves et des objectifs.

Guérison et harmonie: La communauté crée un environnement de guérison et d'harmonie, où les énergies s'équilibrent, les émotions s'apaisent et la conscience s'étend.

Co-création: L'union des âmes qui recherchent un monde meilleur facilite la co-création d'une nouvelle réalité, basée sur l'amour, la paix et la collaboration.

Se connecter à la Communauté Arcturienne :

Groupes d'étude: Recherchez des groupes d'étude sur la guérison arcturienne dans votre ville ou en ligne. Participez à des rencontres, des conférences, des ateliers et des cours pour approfondir vos connaissances, partager vos expériences et vous connecter avec des personnes qui vibrent à la même fréquence.

Ressources en ligne: Accédez à des sites web, des blogs, des forums et des réseaux sociaux qui abordent la guérison arcturienne. Partagez vos apprentissages, posez vos questions, connectez-vous avec d'autres personnes et participez à des discussions sur les sujets qui vous intéressent.

Événements et retraites: Participez à des événements et des retraites qui promeuvent la guérison arcturienne, la méditation, le développement spirituel et la connexion avec la nature. Ces événements sont des occasions d'approfondir votre pratique, de recevoir de la guérison, de vous connecter avec des personnes qui partagent vos intérêts et de renforcer les liens d'amitié.

Créez votre propre communauté: Si vous ne trouvez pas de groupe qui réponde à vos besoins, créez votre propre communauté arcturienne. Rassemblez des amis, des membres de votre famille et des personnes intéressées par la guérison arcturienne pour partager des expériences, pratiquer des méditations, réaliser des rituels et co-créer un espace de lumière et d'amour.

Contribuer à la Communauté :

Partagez vos connaissances: Partagez vos connaissances, vos expériences et vos apprentissages avec la communauté, en contribuant à la croissance et à l'expansion de tous.

Offrez du soutien: Offrez du soutien aux membres de la communauté, en partageant des mots d'encouragement, en offrant de l'aide dans les moments difficiles et en célébrant les réussites et les progrès de chacun.

Participez activement: Participez activement aux activités de la communauté, en contribuant avec des idées, des suggestions et des actions qui renforcent le groupe et promeuvent l'union.

Exprimez votre gratitude: Exprimez votre gratitude pour la communauté, pour les apprentissages, pour le soutien et pour l'opportunité de vous connecter avec des âmes sœurs.

La Communauté Arcturienne est un réseau de lumière et d'amour qui vous connecte avec des personnes qui vibrent à la même fréquence, en recherchant la guérison, la croissance spirituelle et la co-création d'un monde meilleur. En vous connectant à la communauté, vous élargissez vos horizons, renforcez votre cheminement et contribuez à l'expansion de la lumière et de la conscience sur la planète. Ensemble, nous sommes plus forts, plus sages et plus capables de manifester la réalité que nous désirons.

Chapitre 53
Prochaines étapes dans la guérison arcturienne

Le voyage continu de la guérison arcturienne est un appel à explorer de nouveaux horizons d'apprentissage et d'évolution, en intégrant les enseignements des Arcturiens à votre expérience de vie. Chaque pas en avant sur ce chemin représente une opportunité d'approfondir votre connaissance de soi, d'élargir votre conscience et d'agir comme un phare de lumière dans le monde. Guidé par l'énergie aimante des Arcturiens, vous êtes encouragé à vous ouvrir à de nouvelles pratiques, connexions et façons de partager la sagesse et la guérison avec ceux qui vous entourent, tout en renforçant votre propre transformation spirituelle.

Pour progresser sur ce chemin, le premier mouvement est d'investir dans l'approfondissement de vos connaissances. Il existe une infinité de ressources disponibles qui peuvent enrichir votre compréhension de la guérison arcturienne et de votre rôle en tant qu'agent de transformation. Les livres, les cours, les ateliers et les conférences sont des sources précieuses d'apprentissage, vous permettant d'explorer des techniques avancées, de comprendre les fondements de la géométrie sacrée et de la canalisation, ou d'apprendre sur l'ascension spirituelle en profondeur. De plus, l'accompagnement de mentors ou de guides spirituels expérimentés peut apporter clarté et orientation, vous aidant à surmonter les blocages, à affiner vos compétences et à vous connecter plus profondément avec les Arcturiens et avec votre Soi Supérieur.

Au fur et à mesure que votre pratique s'approfondit, l'expansion de la conscience devient une priorité. Se consacrer à des rituels quotidiens de méditation, de visualisation et de connexion énergétique renforce votre syntonie avec la fréquence arcturienne et nourrit votre capacité à accéder à des dimensions supérieures de compréhension. Le contact régulier avec la nature peut compléter cette pratique, en apportant équilibre, tranquillité et inspiration. Parallèlement, l'exploration de votre voyage intérieur est essentielle pour comprendre vos émotions, vos croyances et vos schémas de comportement, vous aidant à intégrer des leçons importantes et à manifester la plénitude de votre potentiel.

Au fur et à mesure que vous vous renforcez sur ce chemin, vous êtes invité à partager la lumière de la guérison avec le monde. Ce partage peut prendre de nombreuses formes : offrir de la guérison à ceux qui cherchent de l'aide, diriger des groupes d'étude et de méditation, ou participer à des initiatives collectives axées sur la paix et l'harmonie planétaire. Chaque acte de service est une façon de multiplier la lumière et de renforcer les liens de compassion et de collaboration. Ainsi, le voyage arcturien se transforme non seulement en un chemin d'évolution personnelle, mais aussi en une contribution significative à la croissance spirituelle de l'humanité et de la planète dans son ensemble.

Le voyage de la guérison arcturienne est un processus continu d'apprentissage, de croissance et de transformation. En vous connectant à l'énergie des Arcturiens, vous ouvrez les portes d'un univers de possibilités, en vous éveillant à votre vraie nature, en guérissant vos blessures et en manifestant votre potentiel. Les prochaines étapes de la guérison arcturienne vous invitent à poursuivre ce voyage, en approfondissant vos connaissances, en élargissant votre conscience et en partageant la lumière de la guérison avec le monde.

Approfondir vos connaissances :

Livres et documents: Explorez la vaste bibliothèque de livres, d'articles et de documents sur la guérison arcturienne, la spiritualité et le développement personnel. Recherchez des auteurs et des canaux qui résonnent avec vous, en approfondissant vos connaissances sur les Arcturiens, leurs techniques de guérison et les principes de l'ascension.

Cours et ateliers: Participez à des cours et des ateliers sur la guérison arcturienne, la méditation, la canalisation, les cristaux, la géométrie sacrée et d'autres sujets qui vous intéressent. L'apprentissage auprès de maîtres et d'instructeurs expérimentés accélère votre développement et vous connecte à une communauté de personnes qui partagent votre quête de connaissances.

Mentors et guides: Recherchez les conseils de mentors et de guides spirituels qui peuvent vous aider dans votre voyage. Un mentor expérimenté peut vous offrir soutien, clarté et orientation, vous aidant à surmonter les défis, à intégrer vos apprentissages et à manifester votre potentiel.

Élargir votre conscience :

Pratique quotidienne: Maintenez une pratique quotidienne de méditation, de guérison énergétique, de visualisation et de connexion avec les Arcturiens. La pratique régulière renforce votre connexion avec l'énergie arcturienne, élargit votre conscience et accélère votre processus d'ascension.

Expériences dans la nature: Connectez-vous avec la nature, en recherchant la paix et l'harmonie dans des environnements naturels. La nature est une source inépuisable de guérison et de sagesse, qui vous aide à vous connecter à votre essence et à élargir votre conscience.

Voyage intérieur: Consacrez-vous au voyage intérieur, en explorant vos émotions, vos pensées et vos croyances. La connaissance de soi est fondamentale pour la guérison, la croissance et l'ascension.

Service aimant: Mettez vos dons et vos talents au service des autres, en contribuant à la guérison de la planète et de l'humanité. Le service aimant élargit votre conscience, vous connecte au but de votre âme et accélère votre voyage évolutif.

Partager la lumière de la guérison :

Partagez vos connaissances: Partagez vos connaissances et vos expériences avec d'autres personnes, en les inspirant à suivre le chemin de la guérison et de l'ascension.

Offrez la guérison: Si vous vous sentez appelé à être un guérisseur, offrez vos services avec amour, compassion et responsabilité.

Créez un groupe d'étude: Rassemblez des personnes intéressées par la guérison arcturienne pour partager des connaissances, pratiquer des méditations et effectuer des travaux de guérison en groupe.

Contribuez à la communauté: Participez à des projets et à des initiatives qui promeuvent la guérison, la paix et la durabilité sur la planète.

Le voyage de la guérison arcturienne est une aventure unique et personnelle. Faites confiance à votre intuition, suivez votre cœur et créez votre propre chemin, guidé par la sagesse des Arcturiens et par la lumière de votre Soi Supérieur. Les prochaines étapes de la guérison arcturienne vous invitent à poursuivre ce voyage, en approfondissant vos connaissances, en élargissant votre conscience et en partageant la lumière de la guérison avec le monde. L'avenir est à vous de créer !

Chapitre 54
Les Maîtres Arcturiens

La connexion avec les Maîtres Arcturiens ouvre les portes d'un voyage de transformation profonde, guidé par des êtres de conscience élevée et de compassion. Ces maîtres agissent comme des phares de lumière, irradiant la sagesse, l'amour inconditionnel et la guérison pour ceux qui cherchent à élargir leur spiritualité et à manifester leur potentiel divin. En vous intégrant à leurs énergies, vous accédez à un champ vibratoire qui stimule votre évolution, éveille la sagesse intérieure et renforce votre lien avec l'univers, vous permettant de suivre le chemin de l'ascension avec confiance et détermination.

Les Maîtres Arcturiens sont des exemples vivants de service amoureux à l'humanité, chacun contribuant avec son énergie unique pour soutenir notre guérison et notre éveil spirituel. Ils nous enseignent que la véritable évolution vient de l'équilibre entre la connaissance et la pratique, entre la connexion avec le divin et la compassion appliquée au monde matériel. En invoquant et en méditant avec des maîtres comme Juliano, Sananda et Metatron, vous commencez à accéder à des niveaux supérieurs de conscience, où la compréhension s'étend au-delà des mots et où la guérison se manifeste de manière profonde et transformatrice.

Cette connexion ne se limite pas à la méditation; c'est une invitation à intégrer les enseignements des Maîtres Arcturiens dans votre vie quotidienne. La pratique de l'amour inconditionnel, la recherche de l'harmonie avec la nature et l'étude des principes spirituels, tels que la géométrie sacrée, deviennent des outils qui aident à façonner votre voyage. En reconnaissant votre propre multidimensionnalité et la force de l'amour et du pardon, vous permettez à la lumière des maîtres de guider vos actions, d'inspirer vos choix et de renforcer votre cheminement vers la plénitude et l'alignement avec le but divin.

Les Maîtres Arcturiens sont des êtres ascensionnés qui ont transcendé les limitations de la troisième dimension et se consacrent au service amoureux de l'humanité. Ils sont comme des phares de lumière qui illuminent le chemin de l'ascension, partageant leur sagesse et leur compassion pour aider ceux qui recherchent la guérison, la connaissance de soi et la connexion avec le Divin. Grâce à la connexion avec les Maîtres Arcturiens, vous pouvez recevoir des conseils, de la guérison et de l'inspiration pour suivre votre chemin évolutif avec plus de clarté, de détermination et d'amour.

Juliano:

Juliano est un maître ascensionné arcturien connu pour sa sagesse, sa compassion et son dévouement à la guérison planétaire. Il est un guide aimant qui aide à la connexion avec la Conscience Gaïa, à l'harmonisation des énergies telluriques et à la co-création d'un avenir durable. Juliano nous enseigne à aimer et à respecter la nature, à vivre en harmonie avec la planète et à travailler ensemble pour la guérison de la Terre. Il nous rappelle que nous sommes tous interconnectés et que nos actions ont un impact direct sur la santé de la planète.

Pour se connecter avec Juliano:

Méditez: Visualisez Juliano sous sa forme de lumière, ressentant son énergie aimante et compatissante.

Invoquez sa présence: Appelez Juliano dans vos moments de besoin, en demandant ses conseils et son aide.

Connectez-vous avec la nature: Passez du temps en contact avec la nature, ressentant l'énergie de Gaïa et la présence de Juliano.

Sananda:

Sananda est la conscience christique qui se manifeste à travers divers avatars, dont Jésus-Christ. Il représente l'amour inconditionnel, la compassion et le pardon, guidant l'humanité vers l'ascension et l'unité. Sananda nous enseigne à nous aimer nous-mêmes et les autres, à pardonner les offenses et à vivre en paix et en harmonie. Il nous rappelle que nous sommes tous des enfants de Dieu, créés à son image, et que l'amour est la force la plus puissante de l'univers.

Pour se connecter avec Sananda:

Méditez: Visualisez Sananda sous sa forme de lumière, ressentant son amour inconditionnel et sa compassion.

Invoquez sa présence: Appelez Sananda dans vos moments de besoin, en demandant sa guérison et ses conseils.

Pratiquez l'amour inconditionnel: Cherchez à vous aimer et à aimer les autres inconditionnellement, en exprimant compassion, pardon et gentillesse.

Metatron:

Metatron est un archange et un maître ascensionné connu pour sa sagesse cosmique et sa connexion à la géométrie sacrée. Il aide à l'activation de l'ADN, à l'expansion de la conscience et à la compréhension des mystères de l'univers. Metatron nous enseigne à accéder à notre sagesse intérieure, à nous connecter à notre essence divine et à manifester notre plein potentiel. Il nous rappelle que nous sommes des êtres multidimensionnels, avec des capacités et des potentiels illimités.

Pour se connecter avec Metatron:

Méditez: Visualisez Metatron sous sa forme de lumière, ressentant sa sagesse et son pouvoir.

Invoquez sa présence: Appelez Metatron dans vos moments de besoin, en demandant ses conseils et son aide.

Étudiez la géométrie sacrée: Explorez les motifs et les symboles de la géométrie sacrée, en vous connectant à la sagesse cosmique de Metatron.

Autres Maîtres Arcturiens:

En plus de Juliano, Sananda et Metatron, il existe de nombreux autres Maîtres Arcturiens qui se consacrent à la guérison et à l'ascension de l'humanité. Explorez leurs enseignements, connectez-vous à leurs énergies et laissez-les vous guider dans votre voyage évolutif.

Intégrer les enseignements des maîtres:

Étude: Étudiez les enseignements des Maîtres Arcturiens, approfondissant vos connaissances sur la spiritualité, la guérison et l'ascension.

Réflexion: Réfléchissez aux enseignements des maîtres, en les appliquant dans votre vie quotidienne et en cherchant à intégrer leur sagesse dans vos actions et vos décisions.

Pratique: Pratiquez les techniques et les enseignements des maîtres, en cultivant l'amour inconditionnel, la compassion, le pardon et la sagesse au quotidien.

Les Maîtres Arcturiens sont des guides aimants qui nous accompagnent dans notre voyage évolutif, offrant leur sagesse, leur guérison et leur inspiration. En vous connectant avec les maîtres, vous ouvrez votre cœur à la lumière, à l'amour et à la sagesse de l'univers, en suivant le chemin de l'ascension avec plus de clarté, de détermination et de joie.

Chapitre 55
L'avenir de la guérison

L'avenir de la guérison arcturienne se révèle comme une convergence puissante entre la science, la spiritualité et la sagesse ancestrale des Arcturiens, apportant un nouveau paradigme pour le bien-être et l'évolution de l'humanité. Dans cet avenir, la guérison cesse d'être la simple élimination des symptômes et devient un voyage d'harmonisation énergétique et d'expansion de la conscience. Les maladies sont comprises comme des manifestations de déséquilibres plus profonds et, grâce à des approches intégrées, le corps, l'esprit et l'âme s'alignent, favorisant non seulement la santé, mais aussi l'ascension de l'être.

La technologie joue un rôle révolutionnaire dans ce contexte, agissant comme un catalyseur pour la guérison à des niveaux plus profonds. Des outils avancés, tels que les dispositifs vibrationnels, l'intelligence artificielle personnalisée et la réalité virtuelle thérapeutique, transformeront les processus de diagnostic et de traitement, les rendant plus efficaces et accessibles. La guérison à distance, facilitée par des technologies de pointe, transcendera les barrières géographiques, garantissant que chacun ait accès aux thérapies nécessaires. Ces innovations technologiques seront toujours alignées sur des principes spirituels, respectant le caractère sacré du processus de guérison et l'intégrant à la connexion avec le divin.

De plus, la spiritualité devient le fondement d'une santé intégrale, favorisant des pratiques qui englobent la connaissance de soi, l'intuition et la connexion avec des dimensions supérieures. Des communautés de guérison émergeront comme des espaces d'échange de savoirs et d'expériences, favorisant un environnement d'apprentissage et de collaboration. Des systèmes éducatifs plus conscients enseigneront l'énergie, l'autoguérison et les pratiques spirituelles, préparant les générations futures à une compréhension plus profonde du bien-être. Cet avenir ne consistera pas seulement à guérir ce qui est en déséquilibre, mais aussi à cultiver une vie d'harmonie, où la guérison est intégrée au quotidien et à l'évolution collective.

L'avenir de la guérison arcturienne sera surtout un appel à l'humanité pour co-créer un monde plus conscient et éclairé, où la science et la spiritualité vont de pair. Chaque individu, en s'ouvrant à cette vision, participe activement à la construction d'une réalité où la guérison n'est pas seulement individuelle, mais aussi planétaire, élevant la fréquence de la Terre et promouvant la paix et la durabilité mondiale.

Les Arcturiens, avec leur technologie avancée et leur profonde connexion à la Source Divine, nous offrent un aperçu de l'avenir de la guérison, un avenir où la science et la spiritualité s'unissent pour créer une nouvelle ère de bien-être pour l'humanité. Ils nous montrent que la guérison transcende les limites du corps physique, englobant tous les niveaux de l'être - émotionnel, mental et spirituel. Dans l'avenir de la guérison, la maladie est comprise comme un déséquilibre énergétique, et la guérison devient un processus d'harmonisation, d'alignement et d'élévation de la vibration.

La technologie au service de la guérison:

Dans l'avenir de la guérison, la technologie devient une alliée puissante dans la promotion du bien-être et de l'ascension. Imaginez:

Dispositifs de guérison: Des dispositifs qui utilisent des fréquences sonores, lumineuses et vibrationnelles pour harmoniser les chakras, équilibrer les corps subtils et favoriser la guérison à des niveaux profonds.

Intelligence artificielle dans la guérison: Des systèmes d'intelligence artificielle qui aident au diagnostic et au traitement des maladies, en personnalisant les thérapies et en optimisant les résultats.

Réalité virtuelle dans la guérison: Des expériences immersives en réalité virtuelle qui favorisent la guérison émotionnelle, la libération des traumatismes et le développement de la conscience.

Guérison à distance: Des technologies qui permettent la guérison à distance, brisant les barrières de l'espace et du temps, rendant la guérison accessible à tous, quel que soit l'endroit.

La spiritualité comme base de la guérison:

Dans l'avenir de la guérison, la spiritualité devient la base de la compréhension de la santé et du bien-être. La connexion avec le Divin, le développement de l'intuition et la recherche de la connaissance de soi deviennent les piliers d'une guérison intégrale. Imaginez:

Guérison spirituelle: Techniques et pratiques qui se connectent à l'énergie divine, favorisant la guérison de l'âme, la libération des karmas et l'éveil de la conscience.

Communautés de guérison: Des communautés qui s'unissent pour partager des connaissances, pratiquer la guérison et co-créer un avenir plus harmonieux.

Éducation à la guérison: Des systèmes éducatifs qui enseignent la guérison énergétique, l'autoguérison et l'importance de la connexion spirituelle pour la santé et le bien-être.

La guérison comme voie d'évolution:

Dans l'avenir de la guérison, la guérison devient un chemin d'évolution de la conscience, un processus qui transcende la simple élimination des symptômes et devient un voyage de découverte de soi, de transformation et d'ascension. Imaginez:

La guérison comme mode de vie: La guérison devient un mode de vie, où les gens se consacrent à la connaissance de soi, à une alimentation consciente, à la pratique d'exercices énergétiques et à la connexion avec la nature.

Guérison et ascension planétaire: La guérison devient un instrument pour l'ascension planétaire, harmonisant les énergies de la Terre, élevant la conscience collective et co-créant un avenir de paix et de durabilité.

Humanité consciente: Une humanité consciente de son interconnexion avec l'univers, qui utilise la guérison comme outil pour l'évolution individuelle et collective, co-créant un avenir de lumière, d'amour et d'harmonie.

L'avenir de la guérison est entre nos mains. En intégrant la technologie, la spiritualité et la sagesse ancestrale, nous pouvons co-créer un avenir où la guérison devient un chemin de lumière pour l'évolution de la conscience et la construction d'un monde plus harmonieux et éclairé. Faites confiance à la vision des Arcturiens, suivez votre intuition et contribuez à la création d'un avenir où la guérison est accessible à tous et nous propulse vers l'ascension.

Épilogue

En arrivant à la fin de ce voyage, vous n'êtes plus le même. Quelque chose en vous a changé - une transformation subtile mais puissante s'est produite, une expansion de ce que vous comprenez être possible. Les outils et les pratiques présentés ici sont allés bien au-delà de ce qu'une lecture conventionnelle pourrait offrir. Ce livre, dans son essence, a été un pont vers l'éveil de votre propre potentiel infini.

Le chemin que vous avez parcouru dans ces pages ne s'arrête pas là. En fait, il se déroule dans des directions que vous seul pouvez explorer. Chaque technique, chaque symbole, chaque aperçu a planté des graines de transformation qui continueront à germer. Comme l'enseignent les Arcturiens, la guérison n'est pas une destination, mais un voyage continu d'ascension et de reconnexion avec le divin en vous.

Maintenant, vous portez en vous une nouvelle conscience, une sagesse activée par les énergies arcturiennes. Utilisez-la pour créer, pour guérir, pour transformer votre réalité. Permettez aux vibrations les plus élevées auxquelles vous vous êtes connecté de imprégner tous les aspects de votre vie. Où que vous soyez, la connexion avec les Arcturiens reste vivante. Ils guident, inspirent et célèbrent chaque étape de votre progression.

Rappelez-vous : la lumière que vous avez éveillée en vous n'est pas seulement pour vous. C'est un cadeau pour le monde, un phare qui peut inspirer les autres à trouver leur propre guérison et leur propre ascension. L'univers est un vaste champ d'énergie interconnectée, et votre transformation résonne à travers lui, touchant des vies et élevant les fréquences.

Ce livre a peut-être atteint sa fin, mais ce qu'il a initié en vous n'est que le début. Le voyage continue, et vous êtes à la fois le voyageur et le chemin. Que la sagesse arcturienne vous guide toujours, et que vous trouviez dans votre propre lumière la force de marcher vers la plénitude.

Soyez lumière. Soyez transformation. Soyez la guérison que le monde attend.

www.ingramcontent.com/pod-product-compliance
Lightning Source LLC
LaVergne TN
LVHW040048080526
838202LV00045B/3540